18

救命

明清中國的醫生與病人

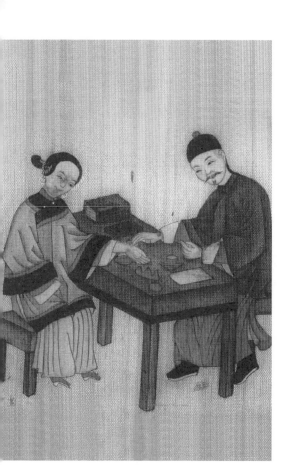

涂豐恩
著

三民書局

國家圖書館出版品預行編目資料

救命：明清中國的醫生與病人／涂豐恩著.－－二版一刷.
－－臺北市：三民，2019
　　　面；　公分.－－(文明叢書:18)

　ISBN 978－957－14－6565－4　(平裝)
　1.中國醫學史 2.醫病關係 3.明代 4.清代

410.92　　　　　　　　　　　　　　　　　　　107023388

© 救命
　　　——明清中國的醫生與病人

著　作　人	涂豐恩
總　策　劃	杜正勝
執行編委	李建民
編輯委員	王汎森　林富士　陳正國　康　樂
企劃編輯	蕭遠芬

發　行　人	劉振強
著作財產權人	三民書局股份有限公司
發　行　所	三民書局股份有限公司
	地址　臺北市復興北路386號
	電話　(02)25006600
	郵撥帳號　0009998-5
門　市　部	(復北店)臺北市復興北路386號
	(重南店)臺北市重慶南路一段61號
出版日期	初版一刷　2012年7月
	二版一刷　2019年3月
編　　　號	S 410420

行政院新聞局登記證局版臺業字第○二○○號

有著作權‧不准侵害

ISBN　978-957-14-6565-4　(平裝)

http://www.sanmin.com.tw　三民網路書店

文明叢書序

　　起意編纂這套「文明叢書」，主要目的是想呈現我們對人類文明的看法，多少也帶有對未來文明走向的一個期待。

　　「文明叢書」當然要基於踏實的學術研究，但我們不希望它蹲踞在學院內，而要走入社會。說改造社會也許太沉重，至少能給社會上各色人等一點知識的累積以及智慧的啟發。

　　由於我們成長過程的局限，致使這套叢書自然而然以華人的經驗為主，然而人類文明是多樣的，華人的經驗只是其中的一部分而已，我們要努力突破既有的局限，開發更寬廣的天地，從不同的角度和層次建構世界文明。

　　「文明叢書」雖由我這輩人發軔倡導，我們並不想一開始就建構一個完整的體系，毋寧採取開放的系統，讓不同世代的人相繼參與，撰寫和

編纂。長久以後我們相信這套叢書不但可以呈現不同世代的觀點，甚至可以作為我國學術思想史的縮影或標竿。

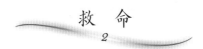

2001 年 4 月 16 日

二版序

　　承蒙編輯告知，這本小書要重出新版。如同我在初版序中所提及，本書脫胎於 2008 年完成的一篇學位論文。回首過去，轉眼之間竟已匆匆十年。這十年來，我的學術興趣已經有所轉變，明清的醫學與社會已不再是我個人的研究重心，也並未持續地閱讀相關新作，但眼見所及，這個領域仍在不斷地發展，日新月異，推陳出新。

　　這幾年，除了專業學術議題的研究之外，我自己最關心的，是各種類型的知識傳播。從碩士班的階段，我便開始了部落格的寫作，而後又和幾個朋友辦了名之為「故事」的公共歷史網站，不只親眼見證，更是親身經歷了知識傳播在新媒體潮流衝擊下的演變。隨著科技的進展，網路的興起，歷史學與人文學會走向何方，是我深感興趣的議題；我認為我們還處在一個新時代的開端，

而後還有更多新鮮的事物、新穎的挑戰，會隨之而來。

　　舉個例子，我自己在讀大學的時代，維基百科在中文世界似乎還是個頗有爭議的新發明，印象當中，不只一個大學老師表達過對於維基百科的反對、乃至不屑。當時身為學生的我們，大多也都戰戰兢兢，不敢太把維基百科當一回事。我們仍然崇拜書本，相信印刷在紙上的東西比較不會出錯。但時至今日，我自己也有教書的機會，面對年輕一輩的學生，我卻希望他們著手研究前，都先看看維基百科寫了些什麼。是的，上頭的東西依然良莠不齊，上頭的東西依舊有不少錯誤，但不可否認，在許多人前仆後繼地熱心貢獻之下，維基百科已經長成一個極為豐富，而且唾手可得的資料來源，對於一個在這個時代追求新知的人而言，怎麼可能別過頭去，假裝它不存在呢？相反地，如果今天有個學生把「從不使用維基百科」拿來自我標榜，恐怕不只是會引人側目，甚至還

要令人擔憂了。我舉這個例子，是要說明，在短短時間之內，媒體生態 (Media Environment) 已經出現了巨大的變化，人與知識的關係也因此重新定義。

在這個人人緊抱手機、網路社群媒體充斥的年代，很多人說影像的地位在各種資訊與知識傳播當中越來越吃重。有時，一張圖勝過千言萬語，一個短片的影響力更勝過一本書。伴隨著這樣觀察而來的，通常是對於文字衰微、閱讀退潮的哀嘆。這些說法並非毫無道理，但我以為，文字與影像並非相互取代的關係。在這個年代，能夠運用文字自如，把一件事情說得邏輯清楚、有頭有尾的人，仍然是頗為吃香的。

或許是因為這樣的想法，趁著這次重新出版的機會，我將這本小書重讀了一次，過程當中最關心的倒不是從前的自己寫了些什麼，而是重新檢視自己的寫作，從結構、段落，到遣詞用句，一邊思考和琢磨是否有其他更好的表達方式，或

者想像假如有機會重新寫過一遍，我還會用同樣的方式寫嗎？寫作與表達，這似乎是過去臺灣歷史教育與學術訓練中被輕忽的部分，但他們其實佔據了知識生產與傳播極為核心的位置，我很希望未來它能更被重視。

　　另外一個我想趁這個機會談的議題，是歷史中的「人」。二十世紀專業歷史學中「人」的消失，是個眾所周知的現象。回想這本書寫作的過程，我刻意地想凸顯幾個歷史上的醫者，希望這段歷史敘事中不但有人味，而且不只是抽象概念的人，而是有血有肉、真實存在的人。當然，如何把人帶回歷史之中，是一個更為重大的問題，不是這一本小書足以承擔或回應的，但我希望有更多人能一起思考這個現象，有更多的嘗試。

涂豐恩

2018 年 12 月 1 日

自　序

一本書的寫作有時是段漫長的旅程，哪怕是這樣一本小書。

本書從我的碩士論文脫胎而來，主要論點與架構大致相同，但文字上做了不少修改。學位論文需要遵從嚴謹的格式，維持一定的寫作模式。學院派的歷史研究尤其講求證據，講究每一個論點的來源。這些規範都有其根源與道理，它們構成了現代學術研究的基礎與價值所在。

「文明叢書」的形式容納了更多的自由和可能性。在改寫的過程中，我刪除了註腳，將部分的引文改寫為現代白話文；更重要的是，嘗試加入更多敘事的面向，甚至是想像的層面。我希望能因此讓內容更有趣，更能引人入勝一些，避免像個辯論場上急著打倒對手的隊員──儘管這項努力可能不盡成功。

救 命

　　這種說法或要讓嚴謹的歷史學者感到緊張：歷史如何能想像？虛構的想像難道不是歷史研究的大忌？但我們或也可以反過來問，如果缺乏想像，歷史的寫作如何可能？歷史研究依憑著遺留下的史料，企圖重建過往的世界。可是過往的世界如此複雜，相對於那個無比豐饒的過去，我們所能掌握的斷簡殘篇、隻字片語顯得如此稀少，如此不足。在史料的空白之處，我們只能用想像力填補。

　　2007 年的夏天，為了進行這項研究，我到了徽州。那是個格外炎熱的夏天，但那一個月中所見到的人事物，都在我心裡留下極為深刻的印象，至今仍歷歷在目。每個早上，我從旅社出發，搭著長途巴士，到徽州的各個鄉間。沿途的景色時常引發我無限的想像。我想像，在兩三百年前的人們如何在此地生活，他們與我們的差異有多少？我同時也充滿著疑問：如果只憑藉著文字，我們真能了解他們的生活、想法與感覺嗎？就算有了

實地的田野調查，又能有多少幫助呢？對此我沒
有肯定的答案，只能說我們努力地尋找歷史的真
相。我們也許像是瞎子摸象，但也不完全是憑空
想像。在史料與想像之間穿梭，我們盡可能準確
地捕捉異時空中發生過的那些事。

這並不容易。但我特別喜歡法國歷史學家布
洛赫 (Marc Bloch) 的一段話，他說：「歷史學家這
一行業，我認為是在從事找尋、發掘與重構的工
作，這是一項美妙的行業，但也是一項困難的行
業，要做得好，必須投入相當的工作，擁有許多
不同領域的知識，以及具有一項真實的智識力量：
好奇、想像、組織能力、清晰的表達，與公正不
偏頗的思想，並具有對不同類型的人的感受力。」

那年夏天我也見到了幾位老中醫師。他們大
多出身醫生世家，不僅醫技高明，對於地方上的
醫學傳統與文化也是瞭若指掌，並且慷慨分享。
我從他們身上得到了許多重要的資訊，也稍能理
解中醫師在近現代中國的位置和想法。

但這本書不只是關於醫生，也是關於病人。後者才是真正困難的部分。在歷史上，往往是醫生說了很多，而病人說得很少。

二十世紀後半葉的歷史學者傾向為沒有聲音的人們寫作，這不只是出於一種反抗帝王將相的心理，更是相信這樣的歷史寫作，會改變我們對過往的認知、評價，進而影響我們自身的世界觀與價值觀。我也是這樣相信。

可是，這些潛藏在角落的幽微的歷史，需要極大的努力才能讓它們重見天日。本書所能做的，只是其中一小部分。我希望提供一個大致的圖像，描繪明清中國醫生與病人的活動和互動。因此，在許多細節上，本書只能簡單觸及，無法深入。對於許多相關的現象，其實我們仍所知不多。比如本書所論及的傳統專科醫生，似乎還不見研究者認真而仔細地對待。只能期待未來有更深入而完整的論著。

本書的寫作過程，得到了許多人的協助和啟

發，無法在此一一致謝。但我想特別感謝幾個人。沒有梁其姿老師的指導以及持續的鼓勵，本書大概沒有機會完成；李建民老師則對出版過程給予了重要的協助，並且慷慨地分享許多中國醫學的圖像；也謝謝審查人的修改意見。

　　本書最後定稿的階段，人在國外，學習著適應新生活。距離故鄉以及本書發生的舞臺，都十分遙遠。變動的時候總是讓人思緒多端，有時難以集中精神，對於這本書最後的模樣，還有許多不盡滿意的地方，令人不能不想繼續縫縫補補。不過，完美的作品也許是不存在的，而最好的著作永遠是下一本。所以我停止了無止境的修改，讓它以這般模樣面世。但願它不至於令人失望。

涂豐恩

2012 年 6 月

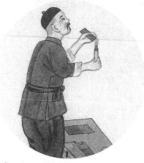

救　命

——明清中國的醫生與病人

文明叢書序

二版序

自　序

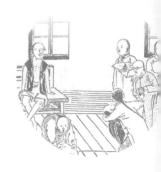

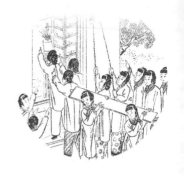

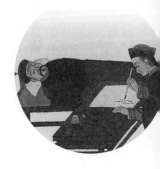

前　言

　　吳楚是個不重要的人，而他卻是本書的主角。

　　吳楚是位醫生，生活在十七世紀的中國。但歷史學家大多不認識他，專研中國醫學史的學者，甚至連他確實的生卒年也弄不太清楚，醫學教科書更是鮮少提及他的名字。原因很簡單，就醫學理論而言，他似乎稱不上有何突破性的貢獻。只差一點，他就要像大多數的人一樣，消失於漫漫歷史長河中。

　　是文字讓他免於這樣的命運。

　　在畢生行醫的過程中，吳楚總是把他與病人的互動詳細地記錄下來，從語言到動作，從病癥到藥方，從病人的性別、年齡，到他們的身家背景。行醫數十載，吳楚寫下上千則這樣的紀錄。

對明清時期的中國醫生而言，這不算太奇特的舉動。很多傳統醫生都會留下所謂的「醫案」，並在適當的時機加以出版。吳楚也一樣，他從自己的手稿中揀選出百餘條案例，出版成書，名為《醫驗錄》。

「醫案」有些類似現代的病歷，但兩者有極大的差異。現代病歷由表格和術語組成，大多簡潔，甚至近乎冷酷。現代醫生要避免把個人的情緒帶入病歷中。因此，我們很難想像今天的醫生會在病歷中埋怨自己的病人不肯聽話，不願乖乖配合——無論他心中是否曾為此產生一絲不滿。

但這恰好是吳楚所做的。在《醫驗錄》中，吳楚毫不避諱暴露自己的立場、意見，時而批評病人，甚至他或她的家人，還有其他醫生。

他受不了病人太有主見，又沒耐心，動不動就諮詢別的醫生。他更受不了別的醫生學藝不精，對病情判斷失準。他的言詞直接且尖銳，要讓今天的讀者驚訝不已。

醫案是吳楚用文字構築的舞臺，他在其中主
宰一切，盡情表演。他把自己塑造成一名成功而
高明的醫生。他打擊庸醫，救治眾生，彷彿就是
傳統中國醫學最高理想的化身。

奇怪的是，吳楚似乎一點也不甘心於這種角
色。如果人生能重來，他或許會選擇專心準備科
舉考試，而非當個醫生。對於行醫，他在醫案的
字裡行間反覆流露出尷尬與矛盾。他抱怨，病人
總在自己準備科舉考試時找上門來，讓他無法專
心於課業；偏偏他無法見死不救，當病情緊要時
只得放下自己的功課，出手救治。在吳楚的紀錄
中，故事通常會就此急轉直下，邁向完美結局，
換言之，病人立刻就康復了。

儘管吳楚在醫案中記載的案例，大多是他如
何順利地治療病人，但整體而言，他的醫生事業
實在算不上成功。比如，原本吳楚打算在《醫驗
錄》後，出版另一本《醫驗錄二集》。不過吳楚解
釋說，家中食指浩繁，光是養活他們就不容易，

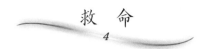

國立台灣大學醫學院附設醫院
出院病歷摘要

醫院代號：0401180014　　　　　　　　　　　　　　　　　列印日期：85年　　月　　日

病歷號碼：3271733　　　　　姓名：王　　　　　　　　　　　　　　　第 1 頁

帳號：8436981　　性別：女　身份證號：A2　　　　　　出生日期：+10/02/28
地址：　市　　路　段　巷　弄　號之　　　　　　電話：　　-

入院日期：［V］84年10月19日　家庭醫學部　15A -10-02病床

轉出日期：84年11月01日，　住院天數計 13 日，　第　　次住院

入院診斷 (Admission Diagnosis)
1. Duodenal and gastric ulcers with bleeding
2. Esophageal candidiasis
3. Diabetes mellitus
4. Hypertension
5. Urinary tract infection

出院診斷 (Discharge Diagnosis)
1. Duodenal and gastric ulcers
2. Diabetes mellitus
3. Hypertension
4. Urinary tract infection
5. Impaired liver function test

主　訴 (Chief Complaint)
Coffee-ground vomiting and loss of consciousness occurred in the early morning of Oct. 17

病　史 (Brief History)
This 74y/o female patient had sufferred from mild epigastric discomfort and abdominal fullness for 10 days before this admission.In the early morning of Oct. 17, she vomited some coffee-ground substances once and lost consciousness afterwards. She was brought to our emergency room immediately. At emergency room, duodenal ulcer, gastric ulcer and candidal esophagitis were discovered by endoscopic examination. Besides, pyuria was found accidentally by routine urinalysis. And then she was transfered to our ward for further management.

體檢發現 (Physical Examination)
Consiousness:clear
Vital signs: BP 134/80mmHg　HR 80/min regular　RR 20/min　BT 36.8 C
HEENT: conj: pale,　sclera: anicteric,　pupils: isocoric, L/R (+/+)
　　　throat: not injected,　tonsils: not enlarged
Neck: supple, JVE(-),　　　thyroid: not enlarged
Chest: symmetrically expanded, BS: clear
Heart: RHB, no murmur
Abdomen: flat and soft, BS normoactive, L/S impalpable, no tenderness

（續下頁…）

圖 1　臺大醫學院針對現代病歷寫作設計的例子

沒有多餘經費出書。最後靠著別人贊助，二集雖然還是得以出版，不過篇幅只好大為縮減。或許更要讓吳楚傷心的是，無論是《醫驗錄》還是二集，銷路都不怎麼好，流傳不廣，也從未再版，很快就被人遺忘了。

吳楚的慘淡人生，若跟另一位醫生——我們的另一位主角孫一奎拿來比較，更要顯得黯然失色。孫一奎和吳楚是同鄉，都來自一個名為「徽州」的地方。徽州位於中國安徽省南部，今天它更為人們熟悉的稱呼，是「黃山市」，中國最著名的旅遊景點。但在明清兩代，徽州之所以引人注目，要歸功於許多富可敵國的大商人。

徽州商人因為專賣鹽業而發跡，尤其活躍在江南一帶的城市，比如揚州。傳說當年乾隆浩浩蕩蕩下江南，遊到揚州瘦西湖，欣賞景致之餘，隨口說了一句：「若此地有座白塔，就與京城的北海一樣了。」旅居揚州的徽商，竟然就派人一夜蓋起了白塔。乾隆隔天醒來，簡直不敢相信自己

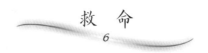

的眼睛。這位向來虛榮的皇帝，也不得不對徽州商人的雄厚財力，驚嘆再三。

徽州商人在外享盡奢華，徽州本地卻是因為山多田少，難以謀生。許多徽州子弟遂離鄉背井，旅居在外，構成徽州的文化特色。孫一奎也是眾多出外的遊子之一，不過他並未從商，而是選擇行醫。他大半生涯，均側身於徽商聚集的揚州。

在這座繁華的都市，他聲名大噪，結交了不少達官貴人。他因此毋庸和吳楚一樣，為阮囊羞澀而煩惱。他的醫案，更是一連出版了三輯。這三輯醫案不僅滿載著名人的推薦序言與詩文，還附上了孫一奎本人的畫像一幅，派頭十足。這樣的規格，大概要讓吳楚羨慕不已。

孫一奎生活在十六、十七世紀之交，比吳楚稍早一些。他死後二十多年，明朝滅亡，清朝入主中原。再過一百多年後，清廷開始編纂「四庫全書」，孫一奎的兩部理論著作也被收入其中。「四庫全書」收錄的醫書不多，入選者大多是中國

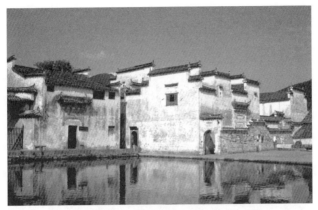

圖2　徽州村莊的景色

醫學的主流經典，如《黃帝內經》與《本草綱目》。
這樣的舉動自然代表了對孫一奎地位的肯認。

　　雖然如此，「四庫全書」的編輯者，提到孫一
奎的醫案時卻沒什麼好話。相反地，他們說，孫
一奎嘮嘮叨叨，行文冗長，枝節比正題還多，大
概只是要標榜自己的名聲，不打算發展深奧的醫
學理論。

　　目光如炬的「四庫全書」編輯者，對孫一奎
的批評確實一針見血，點出明清醫案殊異之所在。

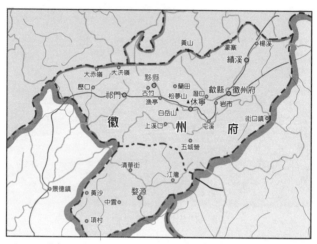

圖3　《中國歷史地圖集》(譚其驤主編)中清代徽州府部分

不過，這些看似瑣碎的、無意義的片段，卻意外提供了我們寶貴的線索。正是因為孫一奎和吳楚，將醫療中的各種細節不厭其煩地記錄下來，幾百年後的我們，才得以從中一窺明清醫生和病人的互動。

　　談到中國的醫生，我們腦中會浮現幾個傳奇的名字：扁鵲、華佗、李時珍。他們或天賦異稟，或身懷絕技。比如扁鵲，據說不僅能望穿人體，

還能斷人生死。華佗刮骨開刀的故事，同樣為人
所知。至於李時珍，以一部《本草綱目》而聞名，
對傳統本草學的貢獻，更是毋庸置疑。

　　但過往的醫學史則很少著墨其他的醫生——
那些無甚發明的多數人。然而，相較於超越時代

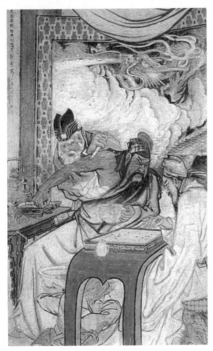

圖4　華佗為關羽刮骨療傷的圖像

的偉大人物，這群看似平庸的多數醫生，其實在過往的醫學實踐上，佔據了重要的位置。是他們把推陳出新的醫療技術和觀念，帶入人們的日常生活中，加以實踐。少了他們，我們的醫學史只是少數天才的歷史，看不見整體的面貌；我們會忘記醫學不只是抽象的觀念，也是活生生的實踐，更是醫生和病人共同譜寫的故事。

　　但二十世紀以前的中國，沒有醫學院，也沒有證照制度。當醫生的人，大多是因為考不上科舉，需要謀生，方才跑去行醫。在缺乏正規訓練的時代，他們如何成為一名醫者，又如何說服他人自己是個好醫生？從另一方面來說，病人又是如何與這些不知從何而來的醫生打交道，並選擇最適合自己的醫療方式？

　　這是本書的主題。我們要透過吳楚和孫一奎所留下的文字，進入一個似乎與現代醫療情境迥異的世界。在那裡，醫生這個職業不太有權威，病人對自己的身體與病情，卻是充滿意見；在那

裡，醫生不能好整以暇地坐在診療室中，等待病
人上門掛號，反而得巡迴各地，為了看病而四處
奔波；也是在那裡，醫生需要面對不同醫療人員
的挑戰，並且透過各種手段，努力贏得病人及其
家人的信賴。凡此種種。

　　我們就從吳楚踏入醫界的那一刻開始講起。

不情願的醫生

　　吳楚一開始並不打算當醫生。他所嚮往的人生，與明清兩代大多數的中國男性一樣，是通過科舉考試，在政府體系中謀得一官半職。能夠治國平天下，在深受儒學影響的社會中，既是最高的理想，更是其他任何職業難以比擬的成就。

　　那麼，是什麼讓吳楚走上行醫這條路？

　　依照他自己所言，那是一場意外。

進入醫界

　　吳楚的家族曾經出過不少名醫。他的高祖父吳正倫，是明朝後期著名的醫家，曾經編纂過一本《養生類要》，還曾在宮廷中擔任御醫。傳說他

因為醫術太過高明，深受宮內皇家的歡迎，而被其他嫉妒的御醫毒死。吳楚的叔祖吳崑，也是十六、十七世紀的重要醫家，尤其以注解《黃帝內經》聞名。

儘管家族代代都有出醫生，但吳楚自稱，年輕時自己對醫學是興趣缺缺。當時家裡的長輩，有些人喜歡談論醫理，他卻大多充耳不聞，因為他認為那不過是「小道」，哪裡能跟崇高的儒學相提並論。

一場意外卻改變了吳楚的想法。

那年，吳楚七十四歲的老祖母，突然染上重病，感覺胸膈不舒，一連七天不能飲食，遍尋諸醫都不能見效。看見祖母躺在病床上，奄奄一息，吳楚這才幡然悔悟，察覺到醫學乃生死所繫，不能輕忽。

因此，就在眾人束手無策之際，吳楚翻出先祖們遺留下的醫書，徹夜苦讀。經過一晝夜後，稍有一點心得，吳楚就大膽開方，讓老祖母服下。

結果竟然奏效，就這麼醫好了重病的祖母。

事後回顧此事，吳楚不禁想起漢代的名醫張仲景。張仲景曾說過，在人們與死神搏鬥之際，若還要把自己的生命託付到一些庸才手中，哪還可能活命呢？反過來說，一個人若能留心醫學，則可以「上療君親，下救貧賤，中以保身」。甫目睹生死關頭的吳楚，自此對這段話有了新的體會。

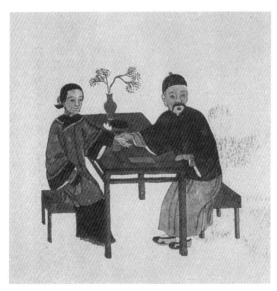

圖5　傳統中醫以把脈來診斷病情

也就是在這樣一場意外後,吳楚開始一邊準備科舉,一邊捧讀祖宗留下的眾多醫書。他花了五個月的時間,鑽研這套醫書,接著則把閱讀的範圍擴及古今各種醫學流派。一段時間下來,吳楚讀得頗有心得,不但能比較醫學流派之間的長短得失,還做了大量的筆記。

但有項關鍵的技術,吳楚卻始終參不透,那就是「把脈」。他歷數,自己一連看了《內經》、《脈經》、《方脈舉要》、《脈語》、《診家正眼》等脈學經典書籍,每晚徹夜不眠地思考,依舊不得要領。

就這麼苦惱地讀了一個多月,他說,一天晚上突然有「鬼神來告」。頓時間,吳楚發現自己對各種脈象,不僅洞然於心,而且了然在握。換言之,他不只懂了脈學的理論,還掌握了實踐的方針。至於論病、用藥,就更不成問題了。

這麼神秘又神奇的經歷,就連他的親友起初都半信半疑。不過他們碰到一些無法處理的疾病

時，還是會找上吳楚。而據吳楚自己所言，他立刻就治好了他們的病。這樣的事情反覆幾次後，眾人終於感到佩服。

在一次與他人談話中，吳楚進一步解釋，其他東西或許都可以靠老師傳授，唯獨脈理不容易找到好老師，甚至不可能由老師來傳授。因為「脈之為言神也」，既然如此，要理解脈理，就非「神遇」不可。就這一點而言，吳楚顯然是現身說法了。

這段經歷的虛實真假，我們難以判斷。不過，吳楚把這段故事寫入醫案的序言中，同時作為醫案的第一則案例，顯然對此十分重視。

但在這件事情發生之時，他還不打算以行醫為業，而是依舊把科舉考試當成目標——儘管他似乎一直沒能成功。

十年後的一個秋天，吳楚北上參加科舉考試，回家時已經進入冬天。吳楚又一次在考場失利。這次他感覺實在沒有臉回去見家中妻小，所以在外頭找了間旅館住下。用他自己的說法，是「臥

雪飲冰，硜硜自守」，也就是在這樣艱困、簡陋的環境下，想一個人靜一靜。

正巧一位朋友來訪，看到吳楚低落的模樣，鼓勵他何不乾脆行醫，還引用《易經》的話說：「窮則變，變則通。」既然都已經到這步田地了，也應該變通了。

吳楚起初還推辭，謙稱自己醫術不精，不能行醫。但朋友一再鼓勵，勸說周圍的人都對他的醫技相當信任，他又何必自我懷疑。因此，就在旁人的鼓舞下，吳楚決定「懸壺於門」，正式開業。

醫業與儒業

在此之後的兩年，吳楚治療過不少病人，也寫下了許多醫案。醫案中的吳楚看來是個地方型的醫者。他的病患多來自同鄉，即徽州的首府歙縣。偶爾也有患者從鄰近的休寧、績溪等外縣趕來求診，表示吳楚的名聲不以歙縣為限，但也不

出徽州地區。吳楚曾經幾次到江浙等地遊覽、行醫，但在這些繁華地帶，他的醫學事業大概不甚得意，因而也沒有久留。

他所面對的病患大多是徽州地區的小人物，比較有頭有臉的，大概就是地方上的讀書人。當他將醫案彙集起來，以《醫驗錄》為名出版時，為他寫序的就是這些小文人。

在序跋文章中，這群文人異口同聲，稱讚吳楚是儒者，而且能「讀書之大義，不落小儒章句」，又說他「儒為明儒，斯為明醫」。吳楚在自

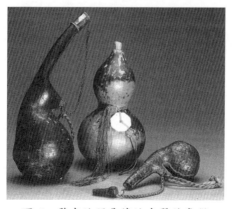

圖 6　懸壺於門是傳統中醫的象徵

序中，也說自己治病時，一定尊崇古聖先賢之法。這些文字一再表明，吳楚儘管選擇行醫，卻始終企圖保持著儒者的身分認同。這反映著吳楚時代的醫學文化。

宋代以前，中國醫學與巫術或道教的關係十分密切。在魏晉南北朝的中古時期，許多著名醫生都有道教背景。但從宋代開始，中國出現了「儒醫」的傳統。自此之後，醫生與儒學越走越近，跟巫術或道教的關係反而顯得隱晦。

所謂「儒醫」，可以有兩種意義。第一是許多讀書人，除了閱讀儒家經典、準備科舉考試外，也對醫學產生興趣，開始涉獵相關書籍。宋代重要的思想家程頤還說，如果父母臥病於床，卻把他們交付庸醫，那是不孝，所以要當個孝子，就必須懂些醫理。因此，醫學不只是種專業技藝，還可以是孝道的另類實踐。

第二種意義，則是有越來越多在科舉中失利的學子，為了餬口謀生，轉而行醫。而時序越往

後，這樣的例子越多，到了明清時代尤其明顯。因為在這段時間，中國的人口快速增長，但科舉考試的錄取名額卻沒有相應地提高，考場的競爭因此越趨激烈，失敗者也越來越多。吳楚就是這樣的例子。像這類「棄儒從醫」的讀書人，往往會援引宋代大政治家范仲淹的話「不為良相，則為良醫」，來自我慰藉。換言之，雖然考不上科舉，當個醫生，還是能淑世救人。

矛盾的選擇

不過吳楚在儒與醫之間，態度卻一直都顯得尷尬。他行醫，卻不甘於這樣的角色；他想考科舉，卻一再地落榜。而我們從醫案看到，無論在懸壺於門的之前或之後，他對於科考的興趣都未嘗或已。

有一年，吳楚來到揚州，不是為了經營自己的醫療事業，而是打算「習靜課徒，屏絕醫事」。

麻煩的是，各方患病的朋友仍不斷找上吳楚，讓他不能專心讀書。兩年後，吳楚遠赴省城應試，但剛到下榻之處，老友汪廣澄便趕來求診，擔心自己會因病誤了考試。結果，汪廣澄的病得以痊癒，吳楚本人卻是「落魄歸里」。

幾年後，吳楚又一次落第而歸，這次連他父親都不禁要責備他荒廢正業。當時，吳楚本來打算閉關讀書，發憤圖強。卻碰上族內一位四十歲的婦女，因為連續生育十餘胎，身體虛弱。她的家人原已延請數名醫者加以調治，孰料病情卻日益加重，生命岌岌可危。吳楚受人之託前往看診，經過一個多月的診治，病人終於康復。只是痊癒不久，病人又因為染上風寒而再次找上吳楚。這次診療又花費十餘天。

就在大病將癒之際，病人竟另請醫者接手。即便吳楚費盡唇舌為自己的療法辯護，依舊未能獲得信任，只得暫時離開。十餘日後，病家回頭找上吳楚，懇求他出手救治，原來是病人的病情

再次轉劇。這次吳楚終於得以專任，獨力為病人調養。七月初旬，吳楚因為當年度科考時間已到，終於離開。

這次的治療花費時間良久，來來回回好幾個月，或許因此還耗費吳楚不少心神，一方面得與病人及其家屬溝通，一邊還得與其他醫者斡旋。有朋友在讀了這段醫案後大為讚嘆，說該案跌宕起伏的精彩程度簡直可與《孟子》相比，其中「一治又一亂，一亂又一治，卒之大亂，而卒賴以大治。」眼看整個情勢要平息之際，「忽而猛獸出焉，亂賊出焉，淫辭邪說出焉。」

至於吳楚本人，可能沒有心思如此評賞。相對地，他抱怨，當時共同治病的那位「名醫」，幾乎三次要殺了病人，幸好三次都靠他出手相救。可是，今年都要考科舉了，為了此事，反反覆覆竟就耗去了半年。他只能無奈地說，如果有其他人看了這則醫案，能夠分辨什麼是正確的治法，而不至於誤信庸醫，那大概也足夠欣慰了。至於功

名,他的結論是:「自有定分,多費時日,荒蕪正業,不足致憾也。」錯過的,也只能暫時放下了。

不過,吳楚對醫業的態度不見得都這麼正面灑脫。有次他不禁在醫案中,抱怨自己不遠千里跑來參加考試,而且還費盡錢穀,受盡辛苦,結果卻是終日忙碌於為人治病,找不到時間為自己溫習,簡直是「捨己田而耘他人之田」。

吳楚的故事要讓我們再次思量醫與儒的微妙關係。儘管像前面所說,明清社會上存在著「儒醫」的理想,而吳楚也以此自勉,但他在文字中流露的矛盾態度,卻凸顯出儒業與醫業的內在緊張:當醫者投入過多精力於醫療事業之上,必然會排擠原有讀書的時間;但士人形象既然是醫者追求的最高理想,那麼即使是吳楚這般擁有一技之長的醫家,仍不免要為了中舉而反反覆覆煎熬。

行醫的報酬

行醫帶來的尷尬還不止於此。行醫既然是科舉失利者的謀生手段，理論上，賺取金錢就是首要目標。可是時以儒者自況的吳楚，對此卻又頗為不屑。這讓他的行醫生涯多了另外一層的矛盾。

對於那些重利輕義的醫者，吳楚總是耿耿於懷。他認為，醫者應該存著救人之心，不可把醫療作為發財的手段。他也斷言，為利益而行醫者，平時必定不會在醫術上精益求精，看診時也不會以病人為重，甚至可能坐視窮苦病人於不顧。

也許是出於同樣心態，傳統的醫學史總迴避將醫療事業與金錢掛上關係。在這種書寫傳統下，得以進入醫史的醫者，通常是行醫不計報酬，甚至自掏腰包，為貧困的病人施藥。這樣偉大的情操固然令人敬佩，值得記載，不過從另一個角度想，這些醫者若無一定的經濟實力，如何還能布

施天下呢？

在明清中國，行醫可以帶來豐厚的報酬嗎？
或許是可能的。比如生活在十六世紀的王中行。
王中行來自世醫家庭，還曾經遠赴北京行醫。起
初他接觸醫學，並未打算以此為業。後來他的兄
長不幸早逝，留下妻子和幼兒，王中行這才感慨
地說：「安有偉丈夫而不能榮其尊人，庇其同氣，
毋乃為洴澼絖。」

換言之，對王中行來說，行醫有相當實際的
理由，就是要庇佑家族內的親友。但尤其值得玩
味的是句中使用的典故「洴澼絖」。所謂「洴澼
絖」，語出《莊子》，據說是當時宋人有種特別的
藥，可以防止手部皮膚龜裂，因而可以在水中漂
洗棉絮（即洴澼絖），世世代代以此為生。有人知
道了，想要向他們購買這個秘方。宋人於是聚集
起來討論，最後決定：世世代代只會漂洗棉絮，
不過賺上區區幾金，今天一下就能得到百兩金子，
當然成交。回到我們的故事裡，王中行用「洴澼

縋」這樣的典故,暗示了將醫技作為商品的心態,而且,這個商品還具有相當珍貴的價值。

另一位生活在明代的小文人汪裕吾,也很清楚醫業價值所在。汪裕吾原本在地方上開課授徒,雖然小有名氣,卻不能以此滿足。他心想,若僅僅在此地教授小學,名聲大概也不出鄉里之間,沒辦法有什麼大成就,倒不如「以一藝聞諸侯且得豐吾養也」。他因此放棄了原本的執業,和王中行一樣跑到北京行醫。一開始只從身邊的朋友開始,漸漸地名氣也在地方的士紳圈內傳開,終於連一些公卿貴人也開始指定汪裕吾看病,並奉上白銀作為回報。這下汪裕吾終於一償宿願,得以好好奉養孤母。

還有一位名叫張朝宗的文人,更是因為醫技過人,被尊稱為國醫而收入豐厚。他的傳記作者說,張朝宗的醫技高明,最重要的是能有「捷效」,而且沒有副作用。地方上的士紳和官員,因此都來向他買藥。這位國醫還主動地經營自己的

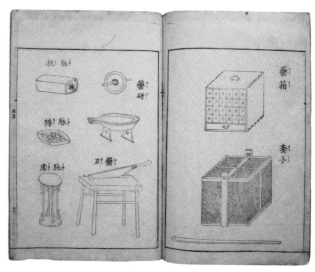

圖7　《清俗紀聞》中有關醫療與製藥的圖像

醫業，到大江南北四處走動，即便是偏遠鄉下，他也一定親赴，因此客源廣闊。而傳記更寫到，他一年可以獲得上百金的報酬，其中十分之六來自藥劑，十分之四則來自施行艾灸。其實艾灸等醫療手法，在明清時代頗為主流醫者所貶抑，被視為是二流的手法。但從張國醫的故事看來，艾灸依然為多數人們所歡迎。

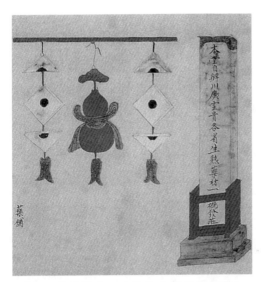

圖8　藥鋪幌子　清代北京藥鋪的招幌。

　　醫者的收入不全來自行醫，也可能來自參與藥店的經營。明代著名徽州醫者徐春圃的家族，就在故鄉祁門開設「徐保元堂」。另一位醫者汪一龍，在蕪湖經營「正田藥店」。清代程敬通則與家人在浙江開設藥店。

　　崇禎年間醫者洪基，特別會行銷自家開設的「胞與堂」。他將店中所製售的藥品目錄，加以整

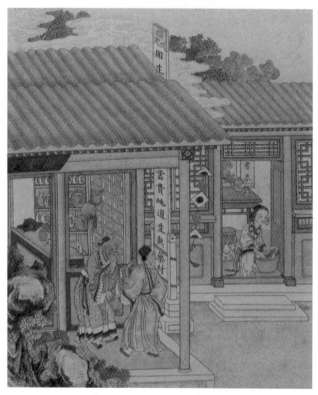

圖9　藥鋪圖　北京一家藥鋪的門面。

理出版為《胞與堂丸散譜》。據書中記載，洪基曾
在店門口貼上榜文，希望尋求各地奇方。這一方
面是刻意強調「胞與堂」的藥品品質，另一方面

也可見洪基為經營藥店所作的努力。

除此之外，有些商人更會直接介入藥店營運，如徽州鹽商黃履暹在揚州開設「清芝堂藥肆」，還延請著名醫者葉天士坐鎮。而藥店的成功經營，也可以幫助開拓醫者名聲，徽州的陸氏世醫，就因為家族「保和堂丸散」在各地大受歡迎，而使陸氏家族的醫名傳遍天下。

然而，醫者固然可能從醫療市場中賺取利益，卻也得承擔風險，在競逐中失敗退場。就有醫者為求糊口而遠赴北京，最後卻落得依靠他人接濟。這種失敗的例子，或多或少增添了醫者的不安全感，因此許多討好病家或是確保收益的方法，也就應運而生。有的醫者即便醫術不精，仍能透過外在表現哄騙病家。

吳楚就生動地描繪，這些醫者每到富貴人家，一定詳加思考，鄭重演出，就算學識不足，還是要「閉目點首，手勢推敲，曲作慎重之感，使富貴人感其慎重之意」。有時還會收買旁人，為自己

吹捧。

　　由於在市場上的競爭激烈，充滿變數，醫者
也會求神問卜，祈求醫業順利。明代有這麼篇名
為〈醫士請神〉的祝禱詞，其中寫著：

　　　今據（鄉貫）奉神信士（某）等，涓今
　　　（某）年月日，謹備清酌牲筵，特伸拜請：
　　　伏羲神農皇帝、岐伯先師、歷代先聖群仙
　　　上真、天醫使者、治病功曹。再伸拜請：
　　　住居土地興旺福德尊神、招財進寶童子、
　　　和合利市仙官、值日受事功曹，一切仙聖，
　　　齊赴香筵，受沾供養。

這篇奇特的祝禱詞，最引人注意之處，不是列舉
了伏羲、神農、黃帝（原文為皇帝）等傳說中的
醫學人物，而是將招財進寶童子、和合利市仙官
也一併納入祭祀的行列。由此看來，醫者看待財
富的態度，可能跟其他行業的人們並無二致：賺

錢還是相當重要的。

許多醫者意在糊口，他們既不能像某些名醫般歲入斗金，也只能用一些旁門左道來維持自己的醫業。吳楚對此有著激烈的批評，卻也理解這些庸俗醫者的不得不然。他說，這些醫者是「門前冷落，衣食迫膚，百計圖利，利卒不至。」是窮途末路，才讓他們發明了欺哄和取巧的方法。

吳楚雖然看穿這些人的動機與手法，卻不願意同流合污。相反地，對於醫學的報酬，他有一套獨特的經濟原則。

吳楚的經濟學

有次吳楚透過友人的介紹，為一位吐血症病患治療。當時病家已經請另一個醫者，持續治療近半年時間，且付上酬金三百金，只是始終不能見效。因此，當病家找上吳楚時，還慷慨地承諾，願意奉上支票一張，只要能治好病，要多少費用

都無妨。

對於這種未治病先收費的「惡習」，吳楚十分不滿。他因此對病人說，只要能讓病人暫時止吐，就請先付五十金。他特別說明：這五十金，是為了秋天考試的盤纏費用。而除此之外，剩餘的藥材費用，他會全部包辦，不需要病家負擔。他最後對病家說，如果可以治好吐血症，再來表示盛情不晚，實在不用急著擺出「市井之氣」。

看來，吳楚雖不願意像其他醫者漫天要價，但也不完全排斥來自病家的金錢報償。不過他開價背後，還有一個實際且「正當」的理由：科舉之費。的確，對一般家庭而言，科舉考試是家計

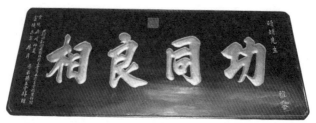

圖10　「不為良相，則為良醫」是傳統中國醫生時常引以自況的名言。

的一大負擔。不僅培養學子讀書需要經費，考生遠赴試場也需要準備盤纏。行醫因此成為吳楚負擔考試支出的方法。

在此，原本呈現緊張關係的儒業與醫業，又形成另一重的弔詭：醫業支持了儒業。一旦放棄了醫業，可能連儒業的追求都要落空。而吳楚宣稱「追求儒業」是他計算酬金的標準與理由，讓他在收取酬金的同時，凸顯自己與其他庸俗醫者的差異。即便五十金已經是個不小的數目，吳楚卻能巧妙地藉此展現個人的品味，並與其他庸俗的醫者做出區辨。

還有一次，吳楚治癒了老友許左黃之妻的熱症。許左黃寫信來道謝，信中飽含銘感再造之恩的話語。但他又說，自己無力回報，只好奉上祖傳的宋代花卉繪畫一幅，又加上佩玦一枚。對吳楚而言，這些古董玩物，與其說有什麼實際的價值，不如說具有風雅的象徵意義。在吳楚生活的時代，收集古董玩物，是文人追求的休閒活動之

一。若能懂得鑑賞，似乎在品味上高出俗人一截。

　　不過在吳楚獨特的經濟計算中，有件事情要比上述的金錢報酬，或是古董玩物，都更為珍貴重要，那就是刻書。

　　吳楚的《醫驗錄》之所以能夠刊行，就是在治癒族中長輩後所獲得的謝禮。協助刊印的友人說，既然吳楚志在活人，那麼幫他將醫案付梓，便是最佳的回報了。藉由這本書，能夠幫助更多人延長壽命，有助於上天的好生之德，不正呼應吳楚救人的初衷嗎？他的朋友這麼說。

　　對此，吳楚的態度倒是有些曖昧。他宣稱，自己起初並不打算要將醫案出版，不過是單純記下醫案。他將這些醫案比擬作「功過格」——這是流行於晚明社會的一種出版物，其中有幾種固定的表格，讀者每晚登記功與過，每月再轉換為正負點數，看看自己這個月到底是好事還是壞事做得多，以此來自我警惕。吳楚想，既然是自我警惕之用，是否還有出版的價值？

　　因為不打算出版，所以他也沒有特別將案例分門別類，只是依著時間順序排列。有次吳楚與朋友聚會，其中一人對他說，既然是依照年月次第排序，那可以當成醫史了。另一個朋友接著說，若是醫史，那大概可以比擬《春秋》吧。面對這些恭維，吳楚不置可否，只借用了孔子著述《春秋》的話說：那麼知我者罪我者，或許都源於此書吧。

　　吳楚接著又解釋，由於沒有計畫出版，所以醫案裡頭摻雜了許多粗鄙的諺語，或是枝節的對話。但他話鋒一轉又強調，醫案本來就不是作文，而這些看似不重要的細節，才是最為關鍵處。少了病人與醫生之間的問難，不容易講清楚治療手法的立基所在；而如果刻意修辭，故作文雅，則讓事件失去了原本的面目。如此一來，醫案原本分享經驗的功能，反而打了折扣。因此，他寧願將醫案保持現今這般瑣碎卻也質樸的模樣。

　　吳楚雖然一再宣稱自己本無意出版醫案，但

在該書出版後，他似乎也得到一些間接的利益。
比如有病人的家屬，就因為讀到了他的醫案，而
上門求醫。換句話說，儘管吳楚把醫案定位為傳
遞知識、分享經驗的媒介，但它其實也宣傳了醫
者的名聲，等於是另類的廣告。

　　或許因為如此，吳楚不久後又打算出版《醫
驗錄》的續集。

　　只是這第二集的付梓過程，卻比第一集曲折
得多。當時吳楚無力獨自負擔出版的費用。如同
我們曾提及的，他說家中食指浩繁，沒有多餘的
經費來刻書。因此在行醫的過程中，他幾次希望
病人為他刊刻醫案，作為回報。

　　比如那位曾經閱讀過《醫驗錄》的病人，吳
楚就希望他的家屬能提供經濟支援，以便將《醫
驗錄》第二集也加以出版。吳楚還勸對方，出版
此書屬於「功德事」，有百利無一害。病家當下聽
了，欣然答應。不料當病人的症狀痊癒，精神恢
復後，一行人竟也就飄然往其他地方去了，留下

錯愕的吳楚。他只能事後在書裡，大嘆世道如此。

這不是病家唯一一次破壞與吳楚的承諾。另一回，吳楚為一位學友的弟弟看病。病家再次答應吳楚要協助刊刻《醫驗錄二集》，作為報酬——很可能又是吳楚主動提出的要求。結果在細心診治十餘日後，病人拿了藥，回到家中靜養，刊刻醫書一事卻是無聲無息，沒有下文。吳楚又一次氣憤地在醫案中，痛罵他們簡直缺乏良心。

到頭來還是一群朋友慷慨解囊，吳楚的《醫驗錄二集》才得以出版。由於不忍花費朋友太多金錢，吳楚刪之又刪，從原本上千則案例中只篩選出十分之一付梓。即便如此，這十分之一、原訂四卷的篇幅，最終也只有一半得以刊行。

好不容易出版的前後兩冊醫案，見證了吳楚的醫業生涯，也為他在歷史上留下了一席之地——即使他似乎始終都懷抱著另一個夢想，科舉的夢想。

風雅醫生

　　孫一奎與吳楚生活的時間相差了約一百年，而兩人的際遇全然不同。孫一奎是晚明徽州重要的醫家，他同樣寫了長篇大論的醫案。除此之外，他還有不少探討醫理的作品問世。這些作品在明清之際，就被翻刻了許多次，廣受歡迎，甚至遠傳到日本去，受到當時江戶日本醫家的關注。孫一奎的生命故事，和吳楚因此形成了有趣的對比。

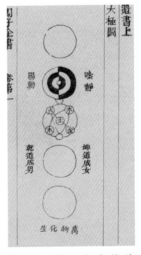

圖 11　孫一奎在他的著作中借用了理學的太極圖像

醫學事業的建立

　　童年時的孫一奎曾在地方學校讀書，據後人
的描述，此時的他相當具有天分，十足讀書種子
模樣。哪怕是深奧的《易經》，他都能一一明瞭，
讓私塾裡的老師印象深刻。不論這種記敘是否有
溢美之嫌，孫一奎長大成人後，確實仍對《易經》
保持興趣，他甚至認為，不懂得《易經》的人，
無法成為好醫生。即便有這般天分，孫一奎與仕
途卻是漸行漸遠。

　　十五歲左右，孫一奎被父親派往浙江一帶，
與堂兄學習經商。這段經歷成為他人生中的轉折
點。在浙江，他遇見一名通醫之異人。此人宣稱
自己握有靈藥禁方，只待遇見適合的對象，就要
將秘密傳授出去。而孫一奎正是他看上的有緣人。

　　他於是告訴孫一奎，若能好好研讀醫籍，不
僅可以自保，還可以救人。然後勸告他，「何必劬

劬奔走，齪齷籌計為哉！」孫一奎似乎被這番話打動，下定決心要棄商從醫。

從外頭回到家後，孫一奎將這件事稟告父親，並詢問他的意見。父親大表贊同，甚至告訴他：從事醫業跟擔任宰相一樣，都可救治許多人，而兩者要遠比從商好多了。又一次我們看到了醫業與儒業的比附關係。

孫一奎從醫的路上，父親不是第一次扮演推手的角色。據孫一奎自稱，他幼年時之所以曾對醫學萌發興趣，正是來自父親體弱的刺激。原來，孫一奎的父親因為長期科考失利，鬱鬱不得志，導致身體虛弱。孫一奎看在眼裡，早有親自為父親療病的想法，只恨未得一身醫技。孫一奎心裡想起的，可能也是程頤的名言：「事親者亦不可不知醫。」因此，當商賈事業需要奔波辛勞，還得「齪齷籌計」，醫業顯然是更好的職業選擇。

從上列孫一奎的自述中，一個棄商從醫，且對儒家經典充滿濃厚興趣的形象躍然紙上。但孫

一奎在商業、儒學和醫學之間的徘徊，可能比這
段故事更複雜一些。

有名同鄉在為孫一奎的醫書寫序時就提到，
當時孫一奎從異人手中獲得了秘方，回家成功治
癒了父親的病，當下竟欣喜地說：「吾何苦事儒
耶！要以顯親寧親，儒、醫等耳。」

看來，當孫一奎決心以醫為業時，心中的感
覺更像是放下了重擔。既然科舉考試競爭如此激
烈，那何不轉換跑道，專心行醫？既然科舉考試
最終的目的，是要光宗耀祖，那麼當個成功的醫
生，又有何不可？

後來，孫一奎果然成功地建立起他的醫學
事業。

決心從醫以後，孫一奎離開家鄉，遠赴許多
地方，最終落腳於蘇州地區。孫一奎大半生涯活
躍於此地和附近區域。當然，孫一奎也曾經在故
里徽州執業。在這兩個不同的地區，孫一奎所面
對的病人群體有顯著差別。在徽州，上門求診的

病患大多沒有官銜，其中有不少還是宗族之內的親戚。

但在江南地區就不一樣了。孫一奎在此地救治的病患，有不少達官貴人。當然，也有些是一般的生員或舉人，只能算中低階層的小文人。但孫一奎不厭其煩地記錄他們的虛銜，或許是藉此自我宣傳，又或許反映他個人對於儒生或士人身分的欲望投射。

初到江南之時，孫一奎不過是個藉藉無聞的小子。他之所以到這個地區行醫，肇始於宗族內的長輩邀請他為朋友療病。孫一奎在多方考慮後，接受了邀約。同年仲秋，地方上發生嚴重的流行病，據孫一奎自稱，他在三個月內治癒了男婦嬰孩共七十二人，這些人大多來自地方望族沈氏。是在這段期間，他結識了高官沈稠，也在異地打開了名聲。

在孫一奎救活了沈氏一族七十餘人後，沈稠為他撰寫了一篇文情並茂的頌揚之文，內中盛讚

孫一奎之醫術與醫德，又稱他的功勞是「千金不足
為其重」。這段文字，後來被收入孫一奎的醫案中。

儒學與道教

　　孫一奎的醫案，由他的兩個兒子以及門生弟
子編纂而成，名為《孫文垣醫案》。書一共分成五
卷，載有醫案三百九十八則。據編者所言，刊行
的數量不過佔原稿的十之二三。換言之，就和吳
楚的醫案一樣，剔除了不少手稿中的案例。

　　我們今天看到的《孫文垣醫案》，一開頭就包
含許許多多類似於沈桐的恭維文章。有人說他的
著作可以跟《素問》、《靈樞》等醫學經典，相提
並論；有人將他從異人手中習得醫技的故事，拿
來和扁鵲比擬，後者據說因為結識了一位神仙，
獲得特異功能，能夠看穿人體，洞察臟腑。

　　還有人讚美孫一奎的外表，說他「炯然其眸，
飄然其髯」，又說他一定有獨特的養生秘方，才會

怎麼也不老。而孫一奎的表弟，則說他氣宇昂藏，談吐過人，而且頗具威儀。但孫一奎最引人注目的外觀特徵，大概是他的一臉大鬍子，甚至有人因此恭維他為「美髯公」。在孫一奎的醫案中，他更附上一張個人畫像。畫中他的外觀，確實符合上列詩文描述。

書籍中附上作者肖像這件事，並不像今天這麼理所當然。這是孫一奎所生長的明代末年，方才出現的現象。有學者認為這是明末「媒體革命」的表徵，代表中國書籍史上的新階段。在此之前，大多數書籍都是以文字為主，較少搭配插圖。直到明末，印刷圖像越來越

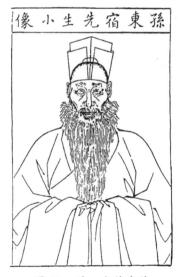

圖 12　孫一奎的肖像

氾濫。雖然如此，此時出現在文集中的人物肖像，還是以大作家、大思想家為主，比如蘇軾與王陽明。漸漸地，有些想要躋身文人行列的作者，也開始將自己的畫像放入出版物中。孫一奎就是其中之一。

儘管孫一奎與文人的交往密切，他與道教的關係卻也頗為曖昧。當時為他贈詩寫序的文人，就隱隱約約點出這一點。比如有位自稱「潯陽山人」的董份，就說孫一奎好比醫神孫思邈，而且「怪爾有仙風」。另一位同是「山人」的王仲房則以詩詞描述孫一奎的仙風道骨：「海陽聞孫君，蚤住天都山，幽覓軒皇灶，丹砂鍊九還，初還今已就，亦可回衰顏。」如果我們想到明代晚期流行的「三教合一」，也就是混合儒釋道三家的風潮，那麼孫一奎在其中游移的形象，就不難理解了。

孫一奎的另一本名著《赤水玄珠》，也借用了《莊子》的典故。據《莊子》所記，當時黃帝遨遊於赤水之北，登上崑崙山後，往南眺望風景，

返回之後卻發現自己將珍貴的玄珠遺漏在原處。黃帝先後派了幾個人回去尋找，這幾個人若非聰明絕頂，就是眼力過人，再不然就是能言善道，可是統統無功而返。最後反而是一位名為「象罔」的人達成了任務。象罔平日過得恍恍惚惚，對什麼事都不留心，想不到這回竟能建功，連黃帝都不禁詫異。莊子用這個故事來說明他在在倡言的人生哲理——有心的追求不如無心的順應，而看似無用的事物往往會在關鍵時刻發揮大用。孫一奎借用這個典故，或許也在自況他意外的醫學生涯吧。

孫一奎亦曾經邀請二十位朋友，閱校《赤水玄珠》的書稿，並將他們的名字一一羅列於書前。而《赤水玄珠》和《孫文垣醫案》一樣，都邀請了許多地方的士紳撰寫序言。這與今天出版業的行銷手法，倒是有些類似。

特別的是，為孫一奎寫序的作者中，幾乎沒有人是以醫生身分發言。相反地，他們有的是以

病人或病人家屬的身分，現身說法，為孫一奎高明的醫技背書；有的則是以讀者的身分，讚嘆孫一奎的醫學發明何等精彩。後一種作者，似乎也粗通醫理，可是很難稱得上是專業的醫生，至少他們在署名時，都強調自己文人或士人的身分，而非醫生。

　　從這一點看來，相較於現代醫生們組織各種團體，並為彼此的專業背書，孫一奎的世界中似乎缺少醫者的「群體感」。也就是說，他並不覺得自己與其他的醫生屬於同一個專業團體，也不認為有必要凸顯這一點。

　　當孫一奎與異鄉的士人熱切來往，他與家鄉的醫者，關係更是顯得淡薄。會出現在他筆下的醫者，多半是負面形象，更明白地說，大多是庸醫。孫一奎甚至不避諱指名道姓地批評家鄉的醫者，說他們醫技不精。在孫一奎眼中，似乎並不存在一個值得敬仰的「徽州醫學」傳統。

　　此外，當其他文人和士人熱情稱揚孫一奎有

儒者之風，孫一奎卻彷彿不認為有人能和他一樣，在醫學的技術跟道德兩方面，都有足夠的水準，稱得上「儒醫」。這並非在暗示孫一奎個性自負，而是要指出在明清兩代，「儒醫」雖然是許多醫生的共同目標，卻不是共享的身分，反而更像是爭奪的標籤。

孫一奎的病人

與士人的交往，不僅帶給孫一奎的著作眾多推薦的文字，同時拓展了孫一奎的客源。當孫一奎在沈氏一家建立起初步的醫名後，沈稠兒子的同學張後渠也找上門來。緊接著沈稠家中的家庭教師，又把孫一奎介紹給另一位友人。而孫一奎在友人程道吾的家中行醫時，程的親友更先後前來求診。

當孫一奎進入大家庭，他往往也扮演全科醫生的角色，家中男女老少的病痛一手包辦。如他

為一位名為周鳳亭的朋友治癒了淫熱壅滯的病後，又接連看了其子及其六歲的孫女。

孫一奎的病人在一封信中寫道：「不肖垂殘餘息，乃至有此時者，足下再生之也。且小兒又蒙乳劑，小女舍親俱賴國手，此生此德，其何以報之！」可見除了病人自己，他的兒子女兒，也都交給孫一奎治療。

孫一奎的全科醫生形象有其古典根源。戰國時期的名醫扁鵲，據說是「過邯鄲，聞貴婦人，即為帶下醫；過雒陽，聞周人愛老人，即為耳目痹醫；來入咸陽，聞秦人愛小兒，即為小兒醫；隨俗為變。」像扁鵲這樣的名醫，是不會為專科界線所局限的。

早在孫一奎初到江南之際，就有患者恭維他能「隨俗而變」。也因此，孫一奎雖然身為男性，又並非專門婦科醫者，但他筆下仍記錄了許多為女性病患看診的過程，包括年紀較長的老夫人，年輕一些的女性，當然還有女童。而他所負責的

病情，除了一般的頭痛、眩暈、便血等問題，也有性別色彩比較強烈的婦女疾病，甚至他還曾治癒兩名女性羞於啟齒的隱疾。

在所有留存下的案例中，至少就有一百七十九例是女性患者，幾乎佔了一半人數。有些人認為前近代中國的男醫生與女病人之間，因為「男女授受不親」等緣故，因而接觸較少。這種說法有一定的道理，但顯得有些粗略。從孫一奎的例子看來，男女之別對他的診療似乎沒有構成特別的障礙。

在男眷女眷外，家中的長工奴僕也是孫一奎診治的對象，以江南的顯貴董潯陽為例，不僅他本人和媳婦曾給孫一奎看過病，就連他最喜愛的廚師患了痢疾，也是求助於孫一奎。換言之，孫一奎的客群雖以士人為主，但卻也不限於此。

除了上述的奴僕之外，他也曾經看過妓女、商人等等。這些患者雖不屬於士人階層，但或許還有一定的經濟能力。一名染匠為了替妻子求醫，

就特地雇了艘船來拜訪孫一奎,如此手筆恐怕不是一般的貧民所能負擔的。

一個特別的例子是徽州的葉子黑,他在遇上孫一奎的時候已經是「家事竆乏」,無力為他染病的妻子求醫,甚至連喪葬事務之費,都得由鄉里捐款協助。最後還是孫一奎出面,勸鄉里朋友將原本用來助殯之費挪以購買人參等貴藥,才救了該婦一命。

儒醫程茂先

孫一奎很能代表明清徽州的某一種類型的醫家。這群醫者在學成之後就出外行醫,在異地逐步拓展起自己的名望。他們與地方的士人搭架起友誼網路,進而建立成功的醫療事業。

生活時代比孫一奎稍晚的程茂先是另一個有趣的例子。他來自徽州最富裕的歙縣,並同樣在江南各地行醫二十餘年。程茂先平生只留下一部

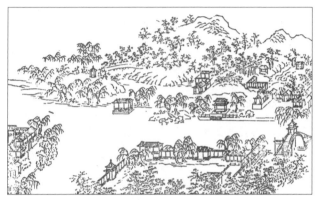

圖 13　《揚州畫舫錄》所描繪的揚州

篇幅不長、流傳不廣的醫案，這部醫案刊行於明朝末年，或許因為緊接而來的戰亂，導致《程茂先醫案》幾乎要消失於人世。

　　明清兩代，揚州聚集了不少來自徽州的醫者，反倒是出身揚州本地的醫者人數較少。十八世紀著名的《揚州畫舫錄》就明白記載著「揚州醫學罕見」，作者李斗數來算去，揚州本地的好醫生也不過就七、八人。這或也提供了離鄉背井的徽州醫家一個大顯身手的舞臺。

　　徽州醫家之所以選擇來到揚州，與徽州商幫

應有一定關係。在晚明到盛清這段時間,揚州成為歙縣商人的聚集地,對於初到異地的醫家而言,這些同鄉的人際關係很可能在他們尚未站穩腳步前,提供必要的協助。就如同那些出外的商人一般,在異地透過同鄉情誼支撐起人際網路。

因此,徽州醫家在江南地區的分布,也就與商人的勢力範圍交疊著。許多來自歙縣的醫家,和同鄉程茂先一樣落腳於揚州;至於像孫一奎這樣出身休寧的醫者,則以蘇州地區為行醫的據點──明清時期,在此地經商的新安商人正好是來自休寧和婺源。

對後代醫史家而言,程茂先的知名度和重要性可能都比不上孫一奎。但在他的時代,程茂先確實也在揚州擁有一番事業。和孫一奎相仿的是,程茂先也結交了許多地方上的士人,並為他個人的醫案換來數篇序跋文字。

不過,他與文人情誼不僅止於醫生與病人的關係,而有更深入的交往。

程茂先的友人汪逸與汪洋二人曾在揚州城西北聚集文會，和當時大多數文會一樣，參與的人物以交換彼此詩詞為樂。汪逸和汪洋也來自徽州，可能出於同鄉情誼，他們也邀請程茂先加入文會。後者才思敏捷，很快就獲得會中文友的讚賞。眾人飲觴

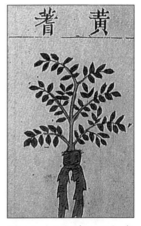

圖14　《本草綱目》中的黃耆

唱和之際，程茂先也會拿出自己的醫案，展示於朋友面前，既是尋求意見，又是自我宣傳。可見明清醫者對於文人生活的追求，除了純然享樂外，也能對自身的醫療事業有所助益。

程茂先雖然在揚州待了二十餘年，也成功融入揚州地方的文人社群，但他始終保持一種「異鄉人」的姿態。如他說揚州人「原畏參耆，如畏蛇蠍」，但徽州地區的醫家卻正好喜用人參與黃耆

等熱藥。這一點讓程茂先在揚州受到了不少攻訐，原來他的競爭對手們，「每見用參，因而媒孽其短，從中詆毀，迎合主人」。顯然，他從不同的用藥習慣上，清晰地認知到自己外來者的身分。

程茂先與孫一奎一樣，都在異地開展自己的醫學事業，而且頗為成功。他們順利地與文人和儒生，甚至是地方上的達官貴人，建立起友誼關係，也打造了個人的聲望。相較於吳楚尷尬的心理，程茂先和孫一奎的「儒醫」認同，似乎毋庸置疑。

從吳楚到程茂先，我們看到「儒醫」理想在不同的生命中，刻畫出不同的痕跡。不過在此之外，明清社會中還有各式各樣，不能被儒醫涵蓋的醫療方式。接下來的兩章，我們就要看看儒醫以外的醫療世界。

全科與專科

　　孫一奎曾經治療過一位產後腿痛的婦人。起初，病家請來專門的婦科醫者診視，並投以八珍湯，但經過服藥十日，病情卻越轉劇烈。

　　正巧此時，孫一奎遇見婦人的公公，他聽了病情之後，判斷是產後敗血所致。但病家對孫一奎的推測似乎不以為然，又找來另一位婦科醫者。這次婦科醫者投以十全大補湯，結果卻是疼痛加劇，大發寒熱，腰間還長出了一顆毒瘤。

　　病家於是又請來另一名外科醫者善後——這已經是病家找來的第三位醫生了。不料後者看了之後，卻大嘆「不可為也」。這時，病家想回頭找上前一位婦科醫者，他卻推說自己只負責胎前產後之疾，外在的毒瘤不在管轄範圍內，因此打算

辭去。

病家這下才想起孫一奎的名聲，而連忙將他迎來。對此，孫一奎不禁要感嘆為時已晚，但仍然開了人參、附子等藥，希望能暫保病人之元氣。這時外科醫者原本要再次從中作梗，質疑孫一奎的藥方，但病家對他早已經失去信賴。病人因此按著孫一奎的方子，吃了四帖之後逐漸好轉。

事後，孫一奎對病家詳加解釋醫理，病家不得不大嘆「專科之不足恃也」。

專科不足恃？

「專科不足恃」是這些醫案中常見的基調。在孫一奎看來，專科醫生的知識狹隘，只懂得循著固定的方法治療，不知變通。更糟糕的是，專科許多陳陳相因的療法，根本上是有問題的。比如當時人們相信產後不得服人參，因此即便產婦虛症百出，婦科專門醫生仍堅持用益母、澤蘭、

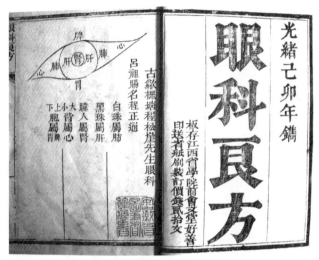

圖 15　光緒年間的《眼科良方》，用五臟的理論解釋眼疾。原書藏於安徽省圖書館。

防風、柴胡等藥，就是不用人參，吳楚就認為這只會使產婦更加虛弱。

　　吳楚或孫一奎這一類的醫者，往往以「內科」或「大方脈」自居。他們實際處理的病案當然不限於此，只是對他們來說，一切診斷的基礎應該回歸內科，回歸基礎的醫學理論，而且回歸經典。換言之，無論遇到什麼樣的病徵，只要掌握住「辨

證論治」的根本道理，便無所不可治。在這個意義上，能通內科的醫生等於是全科醫生。

但在同一個時代，明清社會上存在著許許多多的專科醫者。在明代官方的分類中，醫學就分為十三科：大方脈、小方脈、婦人、瘡傷、針灸、眼、口舌、咽喉、傷寒、接骨、金鏃、按摩、祝由，清代的官方也大致延續如此分類。這大概可以反映出專科在中國醫學中的多元。

而根據當時人的描述，在明代南京城內，就有許多專攻不同科別的醫生，各自擁有一片市場。這與今天一般中醫診所無所不包的取向，相當不同。

有趣的是，儘管身為全科的醫案作者反覆強調「專科不可恃」，病家卻時常更信賴專科醫生的治療。

有回孫一奎族內的女性長輩戴氏，因為患痢而急於求醫。孫一奎雖然與病家素有交情，但因戴氏女兒輩信賴婦科「醫博黃氏」而沒有出面。

直到戴氏的孫子爾嘉看到祖母病情日益惡化，哀求孫一奎出手時，他才坦承自己非不願幫忙，只怕一開口有詆毀黃氏醫者之嫌，反而招致戴氏女兒們的流言蜚語。

只是，根據孫一奎的自述，他方才診脈完畢便驚覺大事不妙。因為戴氏的病情已急，那些「不諳醫藥」的婦女卻可能理念不同而阻擾醫療的推行。孫一奎於是要求爾嘉盡快找回他的祖父，也就是戴氏的丈夫，回來主持家務。但戴氏的丈夫此刻正在浙江一帶，如何能即時趕回徽州？

為了解決這個問題，爾嘉的朋友建議，不如將黃氏醫者留下，以安定家中婦女之心，再把孫一奎的藥方偽裝成黃醫之劑，讓老太太服下。爾嘉與孫一奎欣然同意，結果果然奏效。只是不明就裡的黃氏婦科還認為老太太的康復是自己的功勞，洋洋得意地說：「寒家業醫五代，似此大病也不多見。」直到爾嘉的祖父回來，黃氏才被狼狽地趕走。

這故事雖然有個完美結局，內中情節卻讓我們看到孫一奎作為全科醫生的弱勢處境：他竟然得採取「偷渡」的手法，才能遂行自己的醫療。

這不禁要讓我們重新思考，明清的專科醫生在社會上扮演了什麼角色？他們究竟是怎麼樣的一群人？在孫一奎等人筆下，專科醫生往往醫術不精、墨守成方，缺乏醫者應有的眼界與識見。但真是如此嗎？我們不妨來看看活躍在明清中國的兩種專科醫生。

幼科醫家許豫和

先說許豫和吧。許豫和是清代乾隆年間的醫者，十五歲時因為生病而放棄儒業，轉而從同鄉的幼科世醫程嘉予學醫。程嘉予大多以口述心傳的方式教授醫技，門生許豫和卻是勤於著述，一直到七十八歲的高齡，還有著作出版。許豫和的著作之多，是多數專科醫生難以比擬的。他因此

提供了一個絕佳的窗口，讓我們看見明清專科醫生的理念與實踐。

許豫和終身行醫範圍多不出徽州一帶。他在自己《怡堂散記》中留下了一些簡略的醫案，其中多數的患者是親戚和友朋的兒孫。或許因為如此，他很注意各種疫病與風土的關係，甚至進而宣稱，東南地方的醫生，應該體會到在此行醫，治法要與西北等地不同。

這樣的說法在明清時期並非特別的見解。當時醫界對於中國境內不同地區的差異越來越敏感，更相信不同區域，比如南方與北方，會產生不同的疾病，也應該採取不同的醫療方法。這是一個關注疾病與環境互動的時代。

但許豫和不止於此，他更具體、更細緻地認識到自己故鄉與其他地區的差異。他自稱生長於山林之中，見聞不廣，不過所治療的，都是徽州歙縣的風土之病。換言之，他相信一個特定的區域，會有該地獨特的疾病。

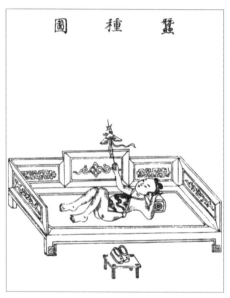

圖 16　傳統中國醫生十分重視痘疹，因
為它對幼兒往往造成嚴重的影響，甚至
可能危及生命。

　　許豫和與許多內科醫家一樣，反對拘泥成方
的醫者，並鼓吹閱讀醫經的重要。他認為如果不
能讀書，只是靠著家傳，只能算是賣藥的，稱不
上醫生。

　　此外，讀書不能亂讀，也不能偷懶，而是需

要從早期的經典開始，一直到中國醫學金元四大
家——劉完素、張從正、李東垣、朱震亨——都
要精通。

　　許豫和自己以身作則，確實對醫學理論提出
一些心得。在評論金元以降的醫學發展時，他就
能看出箇中醫學理論的分歧狀態。比如，明代的
名醫薛己所治療的人，都是王公貴族，可是張從
正的病人大多是所謂「山野藜藿之輩」，也就是住
在荒郊野外，吃些野菜的人。因此，如果把薛己
的藥方，拿來治張從正的病人，只會惡化病情；
反過來，如果把張從正的藥方，拿去治薛己養尊
處優的病人，那麼三帖藥還沒服完，恐怕就要氣
絕身亡了。

　　從這點評論可以看出，許豫和雖然強調讀書
的重要性，但也十分重視實踐，強調臨場的判斷。
所以他說，要學醫，首先得要跟著老師看病、實
習。在另一篇名為〈讀經〉的文章中，他也說醫
者除了通讀經典外，稍微懂得大意，就要在實踐

中體會經典的意義。他說,「若徒恃經文,雖朝誦
夕講,不知隨時印證,茫茫滄海,反有望洋之
嘆!」

明清許多內科醫生不願施行針灸與按摩,認
為這不是高明的技術。不過許豫和並不同意,他
甚至還曾專程遠赴蘇州,向前輩學習。不過,他
強調,就算是學習針灸這樣專技性的醫療手法,也要熟悉相關的醫學典籍,比如《靈樞》、《素問》,還有現存最早的針灸專書《甲乙經》。

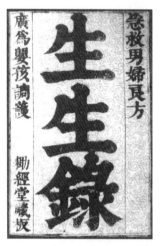

圖17 安徽省圖書館所藏
之《生生錄》,結合婦科與
幼科的內容,在傳統中國
醫學中,這兩項專科時常
被並列在一起。

許豫和在實際施行治療時,與內科醫生也是大同小異。他很重視把脈,因為幼科傳統上素有「小方脈」之名。這當然讓幼科與內科

（大方脈）之間的分野不那麼明顯。但身為幼科醫生的許豫和，明顯掌握了一些幼科特有的治病之法，如一般習見以寸口為取脈之處，但他所受的訓練，是以虎口取小兒之脈。

從許豫和的例子看來，幼科醫生與內科醫生，無論在醫者養成或是治療手法上，都有類似之處。尤其對閱讀醫經這一點，許豫和與內科醫生可謂所見略同。不過他更喜愛強調自己是理論與經驗並重，故而宣稱，行醫的人應該是「以書本為體，見識為用」。因為當碰到急症之時，根本來不及談那些理論，只能全憑個人「見識」。

許豫和似乎並不急於凸顯自己專科醫生身分。他與內科醫生一樣，認為醫學跟儒學是相通的。也就是說，身為幼科醫生的他，同樣冀望附麗於儒生形象之下。只是他在自己的書裡留下這麼一句：「醫是儒家事，儒家未肯兼。」恐怕才點出了儒與醫之間真正的關係。

幼科徘徊於專科與內科間的定位，這讓我們

想起婦科。在傳統中國醫學中,幼科與婦科原本只是附屬在內科之下,到了宋代才獨立出來,成為一門專科。但一門「專科」成型的背後,牽涉著許多概念與知識的轉型。比方說,人們要相信幼兒的身體與婦女的身體有其特殊之處,因而需要一套不同的治療體系。

在今天幼科、婦產科充斥街頭的時代,這看似理所當然。但在歷史上,很多時候幼兒或女性的身體只被當作成年男性的未完成版,看病時只需要伺機調整,不一定有必要獨立出來,特別建立一套醫學理論或治療方式。

值得注意的是,宋代獨立的婦科,到了明代之後又被內科吸納,喪失原本的地位。兩性身體觀的差異,也因此再度變得模糊,或者說在治療時沒那麼重要。很多男性的內科醫生,像我們見過的孫一奎,就不避諱插手婦科事務。

這種專科與內科間的分化與合流,深切影響著醫生的身分認同:全科醫生和專科醫生的界線

在哪裡？哪些是內科無法處理的疾病？這些問題，充滿著游移和模糊的地帶。為了進一步思考這個問題，我們要比較另一個更特別的專科醫生：喉科。

鄭氏喉科

今日耳鼻喉科診所在臺灣的大街小巷十分常見，有時甚至要讓人忘了它是項專科。而對許多現代人來講，中醫喉科似乎也是頗為殊異的事情。不過十七、八世紀的徽州，就存在一個著名的喉科世家：鄭氏喉科。

鄭氏喉科的代表人物名為鄭承瀚，他和他的父親、祖父都是以喉科聞名的醫家，他們將自己開業之地取名為「南園」，並自稱為「南園喉科」；而鄭承瀚的叔祖則領導了另一支「西園喉科」。至今鄭氏後代依然在故鄉開業，雖然他們所受的醫學教育已經超越家族訓練，診所內也添購了許多新式醫療器材，但鄭氏世醫的傳人仍將行醫重心

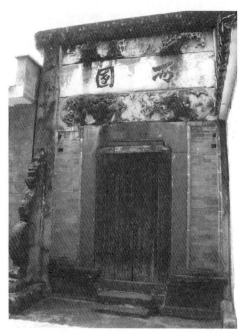

圖 18　西園喉科的大門

專注於家族傳統：喉科。

　　不僅如此，他們仍舊使用著祖傳的招牌秘方。和今天一般中醫開內服藥方的方式不同，鄭氏喉科直接將藥品噴入病人的咽喉之中。這種治療方法想必也頗為見效，否則無法解釋鄭氏何以能在

地方上維持不墜。

由此可以想見，許多專科的醫學世家，只要掌握一些特殊的秘方，就可以在醫療市場中佔有一席之地。在徽州當地，就還有許多著名的專科世家，比如「歙縣黃氏婦科」，或是「吳山鋪程氏傷科」、「蜀口曹氏外科」等等。其中不少世家的後代，過了數百年，仍然在行醫。

但鄭氏喉科不但在地方上有名聲，更出版了重要的喉科典籍。鄭承瀚的父親鄭梅澗就曾經撰寫了一部《重樓玉鑰》，這是中國醫學史上早期出現的喉科專著。該書分為上下二卷，上卷主要討論喉科的三十六種症狀，並附上各種治療方法，下卷則是以針法治療喉科疾病的指南，包括一些便於上手的歌訣。

在一般全科著作中，喉科往往只分到五官科中的一小部分，篇幅不會很多，但在《重樓玉鑰》中我們卻看到這門學科發展出了相當精細的知識，如其中記載的三十六種獨特的病名——包括

「斗底風」、「魚鱗風」、「雙松子」、「帝中風」等等——就是一般內科未能言及的。

鄭氏喉科所使用的療法也自成一家。《重樓玉鑰》中所記載的療法，往往結合針法、外敷和內服，以及吹藥入喉等幾種。比如對於胸前紅腫而

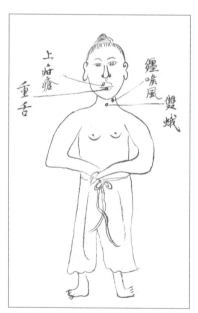

難以吞嚥的「斗底風」一病，書中就記載要「先用角藥加摩風膏少許……次開風路針，三吹冰硼散，四用紫地湯」。而對於滿口成瘡的「咽瘡風」，則要「先用角藥，次開風路針，服紫地散，以冰硼散吹之」。如此看來，鄭氏喉科

圖19　喉科的醫學思想中，有許多不存在於主流醫學的特殊名詞。

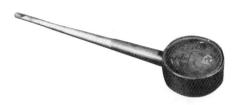

圖 20　喉科吹藥時所用的器具

的治療重心，都是以外治為主。這顯然與內科醫
家習用的湯藥丸散，有著迥然差異。

　　尤其特別的是，《重樓玉鑰》還教導人用刀切
開患處，而且屢屢出現如「善用針刀割不妨」、
「善使針刀泡立平」，甚至是「若還不識針刀法，
患者如何得便瘳」這一類口訣。而為了避免刀法
失誤，書中也記有止血之用的「萬益丹」之方，
足見他們對於如何應對用刀疏失，已有相當經驗。

　　鄭氏喉科之所以採取這些侵入性的療法，為
的是求「速效」。《重樓玉鑰》說，喉科疾病常常
在數天之內就決定生死，而安危就在轉瞬間，因
此醫家必須當機立斷，進行治療。而治療的方法，
更必須要快。

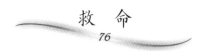

鄭梅澗因此常會以針刀刺入患者的頸部，結果是「出血如墨」，病者卻能「豁然大癒」。可見這樣的外科刀法，確實可能立建奇功。

就這一點而言，鄭梅澗與孫一奎的態度是大異其趣。孫一奎曾說自己「生平心慈，不能用針」。如果連用針都感到困難，那要用刀割開病人的咽喉，恐怕更要難以接受了。不過鄭氏喉科能在當地長期經營，證明這種開刀的手法，在醫療市場中相當受到認可與歡迎。

乍看之下，喉科的療法透露著濃厚外科色彩，與內科形成強烈對比。但這本書到了鄭梅澗的兒子鄭承瀚手中，卻出現了微妙的改變，尤其是對針刀治療的立場。鄭承瀚在他自己的書中說，針刀之術不可以妄用，非到救急時刻不行。他又說，最近市場上很多喉科醫生，不顧病人痛苦，特別喜歡開刀。

他甚至認為，能不開刀，最好就不要。因為不開刀，痊癒之後不會留下傷口，治療的過程也

必較少痛苦,「豈不快哉」。但他有點不滿的說,現在很多人都喜歡把開刀當作本事,不管什麼症狀,第一要務就是開刀。開一次不成,隔天再開。

他帶著嘲諷的口吻寫道,開刀當然可以治好一些病人,不過更多是被這種技術給嚇跑的。很多醫生竟還沾沾自喜,以為病人已經痊癒,殊不知病人其實是為了逃避開刀,而另求他醫。

鄭承瀚還記載一位程老先生的喉病案例。此人因為舌底腫脹,進食困難,一連找來幾個醫生都治療無效,就這麼拖了一年。有天碰到一名善於用刀的醫者,硬是將腫硬處切開,結果卻是血流了滿地,過了半月就死了。另一方面,鄭承瀚記錄他自己用六味地黃湯等內服藥,成功醫治病患。他對於外科刀法的貶抑心態,在此處昭然若揭。

就算是碰到同樣的病症,鄭承瀚與他父親也可能有不同的態度。以名為「雙蛾口風」的喉病為例,鄭梅澗主張要「靠腫處,將刀輕輕刺破」。但鄭承瀚卻寫著:「此症初起,只需吹赤塵散,勝

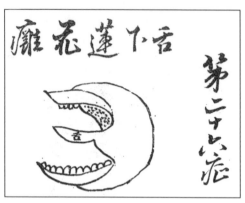

圖21 在喉科這一類的醫書中,圖像往往
扮演了重要的角色。

用角藥針刀多多矣」。

　　如果說父親輩的鄭梅澗,在書中謹慎地提示
讀者使用針刀的時機與方法,反映出他對此法的
看重;但作兒子的鄭承瀚,對於使用針刀顯然就
遠為消極、負面,能避就避,能使用湯藥就不用
針刀。

　　有趣的是,在鄭梅澗的時代,他用針刀、吹
藥與外敷等療法,可以是種獨特的「賣點」,因為
這與一般內科醫生截然不同。這些療法原本是鄭

氏喉科的不傳之秘，但到了鄭承瀚行醫之時，針刀等手法卻似乎已經普遍於喉科醫者間。

按照鄭承瀚的說法，他們家族的喉科之秘，被家中的僕人偷去大半，而在外兜售。結果外人開始傳抄，到頭來每個當喉科的醫生，都以他們家的手法為圭臬。也許如此，鄭承瀚就需要找尋另外一種不同於一般喉科醫生的身分認同。因此，他要向內科、儒醫的形象靠攏，區隔那些只知用刀，卻不懂經典、不能變通的二流喉科。

所以，鄭承瀚在他的書中，不但提供了喉科的特殊技藝，也把咽喉之症和中國醫學的經典，比如《素問》、《靈樞》，結合起來。《重樓玉鑰續編》開篇第一章就是「統理十二經脈皆上循咽喉」，這和他父親相當不同。後者在論述「喉風三十六症」的病狀與療法時，根本沒有提及經脈的語彙。

到後來鄭承瀚甚至不認為自己屬於「專科」。那年江南正流行白喉病，習醫四十餘載的鄭承瀚

見到遍地傷亡，不住要批評專科醫者不懂五行的
道理，因此完全無法正確的應付這些疾病。相形
之下，他倒像是個能打通內科與專科的醫生了。

　　許豫和、鄭承瀚的生平，與醫案中對於專科
的貶抑相互對照，我們不難發現後者的描述太過
偏頗。這提醒我們一件重要的事實：當自命正統
的醫者不斷強調內科與專科差異，這種急於區辨
他我的動作，與其說是他們感受到雙方明顯的差
異，不如說顯示出他們感受來自專科競爭的緊張
心理。

　　也就是說，全科與專科的彼此傾軋，未必是
源於雙方的立場不同。而可能正好相反：恰恰是
因為他們在醫療觀念、治病手法與身分認同上有
太多曖昧重疊的地帶，雙方的競爭關係反而格外
突出，格外顯眼，也格外引發全科醫生的不滿，
乃至不安。

形形色色的醫療

　　從我們今天的眼光看來，無論是內科、專科，還是全科，只要曾經進入醫學院受訓，通過考試，獲得專業執照，那麼他們的醫生身分應該殆無疑義。

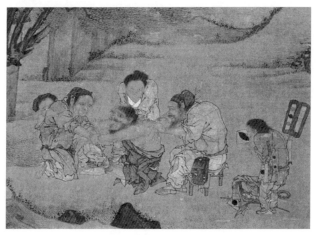

圖 22　宋代著名的「村醫圖」

　　但明清中國與近代社會之間，存在一個極大的差異，就是對於醫學從來沒有正式的訓練或認證機制。換言之，沒有醫學院，也沒有所謂的醫師執照。如此一來，不僅僅是專科與全科的界線模糊，甚至連「誰是醫生」這件事情，都不見得有清楚的定義。

　　因為少了制度的限制，社會上各式各樣的醫療者，因而得以任意而行。換言之，像吳楚、孫一奎這樣閱讀經典出身的儒醫，可以算是醫生；如許豫和或鄭梅澗的專科醫生，當然也是「醫生」。但除此之外，在社會上出售醫療服務的，還包括了持著家傳秘方行走江湖的走方醫，不被精英意識形態認可的巫醫，以及時常遭到忽略的女性醫者。這形形色色的醫療者，構成了熱鬧而複雜的醫療市場。

政府的規範

生活在明清兩代的人，就有不少察覺到醫療市場中良莠不齊、眾說紛紜的景況。當時一本醫書的序言就提到，社會上是「人各師其見，家各顓其方」。換言之，不只社會上有眾多醫學流派，每個派別對於該服什麼藥，各有不同的見解。

明末有位叫做呂坤的文人，為了改變這樣的情境，讓百姓得以有更具規範的醫療環境，曾頗有雄心地擘畫了一套系統。在一篇名為〈振舉醫學〉的文章中，呂坤羅列了十五條與醫學政策有關的規範。

呂坤的構想是，行醫之人必須熟讀一、兩本重要的醫學經典，官方則得時時考核，不定期抽背，看醫生能否將藥方倒背如流。若是懶惰而不願意背書的醫生，可以責罰三五大板，至於表現優良的醫生，則可以有額外賞賜，以資鼓勵。通

過考試的醫生，官方則發給空白醫案一本。不過
醫案不是由醫生自己填寫，而是得由病家記載症
狀與藥方。同樣地，官方也必須時常查驗，以保
證醫界的品質。當然，若是有技術不佳，導致病
人傷亡者，法律也會給予懲罰。

　　除了對醫生品質的管控外，呂坤也關心官方
醫學機構的建立和地方醫療資源的供應。他規劃
各級政府的固定經費，購買藥材，以便不時之需；
此外，他注意到很多地方的官方醫學機構已經廢
弛、建築物頹圮，因此要求地方官應該要立刻檢
視，並估量重建的經費。

　　地方醫學機構還有幾項重要任務。首先，必
須要逐月統計地方上最常見的疾病，並且立即要
求醫官準備相應的良方。其次，如果看到民間有
什麼好的藥方，要立刻翻刻，讓更多人知道。而
已經集結成書的藥方，更要發送到民間，以便地
方社團組織傳布日用的醫學知識。

　　這樣看來，呂坤對於醫學政策的規範，確實

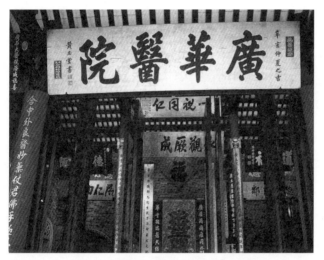

圖23　開設於二十世紀初期香港的廣華醫院，和今天我們認知中的醫院有許多不同。

頗為細心，考量周延。只可惜這套理想終究只有行諸文字，卻從來沒有實現。因為明清兩代政府對地方的醫療資源投注始終不多。

　　比較起來，宋代和元代的政府反倒十分關注社會的醫療措施。宋代政府曾編印許多大部頭的醫書，還在各個地方設置「惠民藥局」；元代也延續這樣的措施，甚至還動用官方力量，推動祭祀

伏羲、神農與黃帝的「三皇廟」。明初雖然曾經延續前朝，經營地方上的公共醫療機構，但明中葉以後，這些機構大多荒廢，如同呂坤的觀察。直到清朝入主後，也未見復興。

競爭的手段

在缺乏官方規範的時代裡，能讀經典的儒醫們，對於醫學這一行中許多出身不明或是行為不檢的從業者，不斷地提出批評。如明代一位鑽研中醫經典《傷寒論》的醫生方有執，就批評許多阿世媚俗的醫生，只顧著賺錢，動不動說要為人調胃補虛，補血補氣；還有些醫生喜歡搞怪，打著祕方的旗幟來哄騙顧客，甚至號稱自己能通神仙。他最後指出，這些醫生把醫藥分成不同的專科，結果只是互相批評，助長嫌隙。這些現象顯然都要讓方有執搖頭嘆息。

吳楚想必會同意方有執的批評，因為他在自

己的書裡也提及類似的意見。甚至更進一步，他將批評條列化，延伸成十條關於醫生職業道德的規範，並命名為〈蘭叢十戒〉。和方有執一樣，吳楚尤其對那些為了得利而行醫的醫生深惡痛絕。

吳楚說，最初這十戒只是警惕自己所用。不過他的好友看到了，鼓勵他將其放入書中，一併出版。吳楚起初還推辭，他朋友卻借用佛教的修辭，說了一段頗為玄妙的話：「使人同守此菩薩戒，即同證無上菩提，豈非無度無量無邊之大願力，奈何秘之診中，而猶存人我相耶？」換言之，是要吳楚不應藏私。吳楚這才點頭答應，他說願意與同道中人共同分享，卻又意味深長地說，若是非同道中人看了，則能「聽其吐罵可也」。

為何會有吐罵呢？大概是吳楚在十戒中，對所見的許多現象均直言批評，多少擔心得罪人吧。他在十戒中，要醫生們「戒貪吝、戒粗疏、戒偏執、戒勢利、戒妒嫉」；還要他們不要藉著經典之名，亂開藥方；不要有成見；不要濫用寒涼之方；

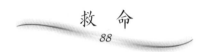
不要為了汲汲營營於利益；更不要自滿。

出版了十戒後，吳楚似乎仍意猶未盡。到了《醫驗錄二集》，他又繼續寫下〈醫醫十病〉——另一個給醫生的十戒。這些批評在在流露出吳楚對於當時醫界的不滿。

在這些文字中，吳楚提到，當時有些醫者心存嫉妒，時常批評同業，甚至帶著恐嚇的口吻，要求病家不得服用其他醫者的藥方。吳楚自己就有類似的經驗。他說有一些好事者，喜歡把他的藥方拿去給別的醫生看。別的醫生看了，必定「交相詆毀，吐舌搖首」，然後說某藥有害，某藥不可服用。吳楚用感慨的口吻表示，病都已經治好了，哪有什麼不可服用的道理呢？

只是，在一些傳記中，我們確實也看到名醫可能因為太受病家歡迎，而招來不少毀謗。可見醫者間的競爭不僅激烈，還可能流於惡質。

既然曲高和寡，聲勢越高毀謗越多，有些醫者就選擇隨波逐流。但吳楚又批評這些人全無主

見，只會附和流行的治法，「群尚輕浮，我亦如之；群尚清降，我亦如之；群尚平守，我亦如之」。既然能夠迎合社會上大多數人的口味，自然能贏得名聲，又可賺得大錢了。吳楚對此提出警告：這樣的行為可是造孽，而且利益越多，造孽越大。

吳楚還寫道，許多「名醫」愛用平和之藥，因為平和之藥雖救不活人，但也醫不死人，名醫不用擔心砸了自己招牌。而身為師傅的「名醫」，也會將這樣的伎倆授予初入行的弟子。

吳楚不是無的放矢，他筆下的光怪陸離，可以視為一名醫者對當代醫界的觀察和記錄。不過這些文字，為讀者創造出某種印象，彷彿醫療市場是一群德術兼備的儒醫，對抗另一群德術俱缺的庸醫。

然而在一個開放的醫療市場內，很多時候像吳楚這樣自命主流的醫者，未嘗佔得到便宜。反而是一些非主流的醫生，如走方醫、巫醫或女醫，

深受病人的青睞和歡迎。

　　過去我們不太注意這些非主流的醫療者，認為他們是中國醫學史中的污點，落後的象徵，進步的障礙。其實，他們的各種活動，在在反映著當時的醫療文化，也折射出病人的心態。接下來的篇幅，我們就要看看幾種非主流的醫生在社會上活動的情狀。

走方醫

　　讓我們從走方醫開始。傳統的「走方醫」遍布於中國各地，他們或搖鈴或舉旗，讓病家得知他們的到來，所以有時又被稱作「鈴醫」。地方戲曲中，常有關於走方醫的故事。這裡是其中一段。

　　戲中馬姓醫者背著藥箱，搖著手中鈴鐺，準備要賣膏藥和眼藥。他一登場就是一連串的廣告臺詞，說自己父親是位縣令，兄長則入官方學校唸書，至於自己，「小子不才，剛剛學了個醫生」。

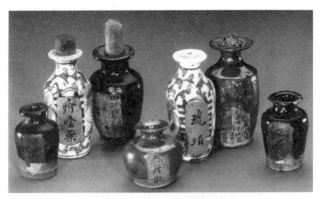

圖 24　用來裝藥的藥罐子

而他專賣兩帖藥，一味叫天仙草，另一味叫地黃
草。天仙草能治五癆七傷，而地黃草能醫咳嗽痰
火。他還自己熬製百草膏，說這百草膏「男人貼
了精神爽，女人貼了月經調，孩子貼了麻痘少，
老人貼了痰火消。但逢伊家貼此膏，諸般百病一
齊消」。不但能治百病，而且藥效極快，「快馬不
過五里，點香不過半寸，當面見效，立時見功」。

　　這位馬姓走方醫還有不少怪招。如有人跑來
問他如何治療駝子，他說可以用兩塊板子，兩條
麻繩，把駝子放在中間，兩頭用繩子捆綁起來，

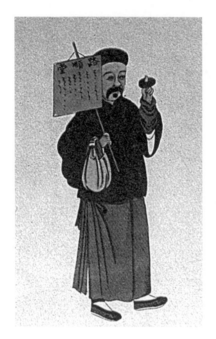

圖25　串鈴賣藥
圖　鈴醫是中國古
代 的 一 種 民 間 醫
生，因其手帶串鈴
而得名。他們懂得
一定的醫藥知識，
行遊各地，以行醫
賣藥為主，又稱走
方醫，社會地位比
較低下。

一下就直了。他也不忘補充，像他這種江湖郎中
只負責治病，可不負責人命。

　　馬姓走方醫是戲曲中的丑角，他的表現因此
不免誇張，甚至荒腔走板。這是文人用來調侃庸
醫的手段。類似的描述，還可以見於其他的戲曲，
甚至是笑話書中。比如明代最流行的笑話書《笑

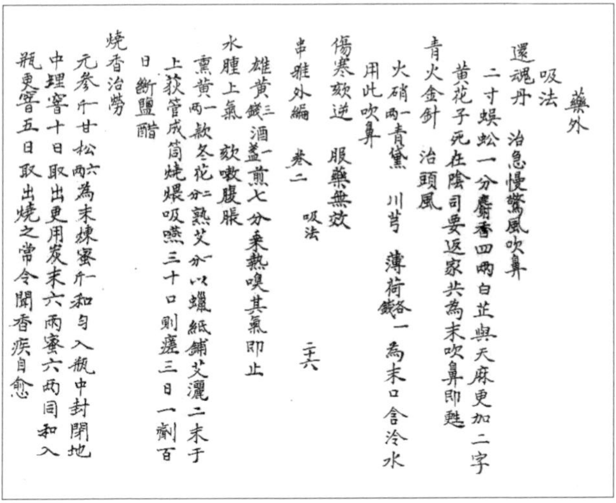

藥外

還魂丹　吸法
治急慢驚風吹鼻
二寸蜈蚣一分麝香四兩白芷與天麻更加二字
黃花子死在陰司要返家共為末吹鼻即甦

青火金針　治頭風
火硝一兩青黛　川芎　薄荷腦一為末口含冷水
用此吹鼻

傷寒難逆　服藥無效

串雅外編　卷二　吸法
雄黃鐵銹酒三煎七分乘熱嗅其氣即止
水腫上氣　欬嗽腹脹
薰黃一斤冬花二為末于
上荻管成筒姙娠吸嗻三十口則癒三日一劑百
日斷鹽醋
燒香治勞
元參廿松六為末練蜜斤和勻入瓶中封閉地
中理窖十日取出更用炭末六兩寨六兩同和入
瓶更窨五日取出燒之常令聞香疾自愈

圖26　《串雅》的書影

林廣記》裡，就說有個走方醫要賣跳蚤藥，招牌上寫著賣上好蚤藥，別人問他要怎麼使用，他卻說，只要捉住跳蚤，把藥塗在牠嘴巴就行了。

　　走方醫荒唐可笑的形象，反映了主流醫者甚至是社會的觀感。他們販售的萬靈丹成分不明，對於藥效的宣傳越是神奇，就越是可疑。在主流醫者筆下，接受速成藥方的病人，通常也不會有好下場。

但到了十八世紀，卻有人願意正視走方醫在醫學上可能的貢獻，並企圖解釋何以這樣的傳統如此風行，淵遠流長。這人叫做趙學敏，他之所以會被人記得，就是因為寫下這麼一本《串雅》，詳細記錄走方醫種種不為人知的知識與技藝。

在他看來，走方醫掌握的秘方林林總總，不一而足，但生存之道說穿了只有三個字：賤、驗、便。「賤」，指的不是他們身分低賤，而是藥方便宜；「驗」，是他們的藥效快速；「便」，則是說在山林偏僻之處，或是倉促之際都能方便取得。比起高掛道德旗幟的醫者，趙學敏注意到的是多數病人的需求。

趙學敏把《串雅》分為內編與外編，藥方涵蓋的範圍從內治到外治，從針灸、咒語，甚至到獸醫、花草的簡便藥方，彷彿龐雜的醫學百科全書。藥方的名字與出處，時常帶有神秘的色彩，比如號稱家傳秘方，百病皆治的「八仙丹」；可以治一切癰疽瘡毒的「神仙太乙丹」；或者治療人顛

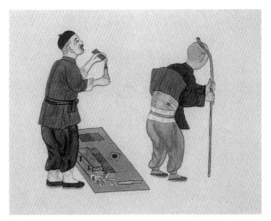

圖27　賣膏藥攤子

狂不能控制自己的「逐呆仙丹」，等等。

　　《串雅》中還有不少所謂的「禁方」，也是用奇特的儀式，治療原因不明的怪病。比如嬰兒在晚上哭泣，《串雅》就教導大家可拔井邊的草，偷偷放在床蓆之下，尤其不能讓嬰兒的母親知道。又如晚上經常做惡夢，則要把鞋一仰一覆地放在床下。

　　這一連串特殊的藥方，大多落在醫學跟巫術的交會點上。現代人類學家用「共感巫術」來描

述這樣的心理,也就是認為自然現象與身體之間,具有某種象徵性的聯繫。這些讓人感到不可思議,無法解釋的神奇手法,在社會上始終具有一定的活力,從過去到現在。它的表現形態也許時有所異,卻是不絕如縷。這要讓我們進一步關注另一種非主流醫生——巫醫。

宗教與醫療

看在知識精英眼中,庶民對於巫醫的趨之若鶩,不免讓他們感嘆民智未開。從宋代開始,「信巫不信醫」就成為地方官員批評民間風氣的陳腔濫調。

自命為正統的醫家,對巫醫也相當不信任。在他們眼中,崇奉巫醫的病人,就與向走方醫購買成方一樣,只會自討苦吃。一位醫生就說,當時一些婦女急於求子,而聽信巫醫,誤以為吞下符水、供奉邪神後,就可以把女胎轉為男胎,結

果卻是導致孕婦心神不定，帶來更大的反效果。

吳楚也曾碰過一名女性病人，因為服藥屢屢不驗，終於「大設壇場，請神三晝夜」。祀典結束之際，她的丈夫正好返家，立刻斥責病人不應「信巫不信醫」，又說她不願信任吳楚，根本是「自取死也」。

不過，我們倒不妨將這些批評視為反證。這些來自精英分子的文字，似乎說明，當官方醫療資源在地方上時有所窮，神靈的力量卻是深入各地，無所不在。正統醫家只能在文字上不斷批判巫醫，卻未能將巫者完全排除於「醫者」群體之外。

有時候巫者與醫者共同參與醫療過程，巫者的權威甚至要超過醫家。如明清對付天花的種痘術施行前，往往需要先舉行具有宗教性的儀式。康熙時代徽州的小文人詹元相就在日記中寫道，當時村裡眾人迎來種痘先生後，還要先開壇作醮。吳楚也曾遇過病人，在服藥前要先行祝禱，取得神靈同意。

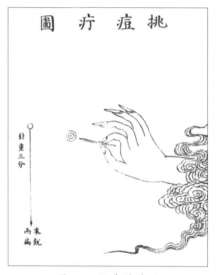

圖 28 挑痘的手法

巫覡醫療在中國社會影響深遠，可惜官方或主流的資料，對他們的記載往往簡略。非經官方認可的淫祀小廟更難得進入史料編纂者的視野之中，這似乎增添了他們的神秘色彩。

如今我們只能透過一些間接的材料拼湊地方信仰的運作。像是位於徽州的華佗廟，據說這座廟後有口井，凡是患疾的人都會至此取水以療癒。根據傳說，華佗廟負責治病的不是道士，而是七名和尚。這七名和尚還會上山採藥、提供藥材，甚至親自送至病人家中。

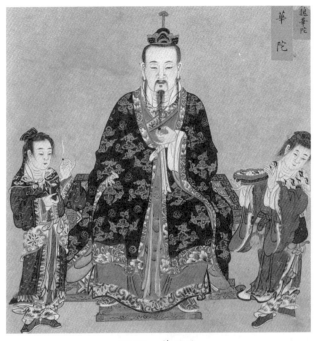

圖 29　華佗像

　　此外，明清風行的秘密宗教中，也有不少透
過畫符唸咒，或是打坐練功等形式，提供人們醫
療。但既然被視為秘密宗教，則他們實際的手法
也大多秘而不宣，唯有教派內的人可以得知。但
從今天流傳下來的文獻中，我們可以看到，秘密

宗教中的病人，時而鍛鍊氣功，時而學習按摩。在今日看來，似乎並算不上神秘。

不過，有時秘密教派中的師父則會要求病人進行特定儀式，比如拈香、長跪。甚至說要叩三百六十個頭，則可以消除百病。當然也有許多不能外傳的咒語、神符。

求神治病的習慣，發達到一種地步，甚至也出現了專業的分化。也就是說，若染上了不同的疾病，可以尋求特定神祇的協助，猶如尋求各類專科醫者。如在吳楚的故鄉，若是碰到生產相關的病痛，人們就祭祀李王。若是幼兒染上天花，則要祭祀痘神與天花娘娘。甚至還

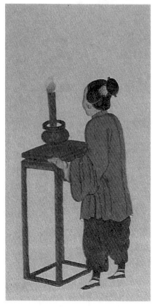

圖30　求神問卜是求醫過程中重要的一環

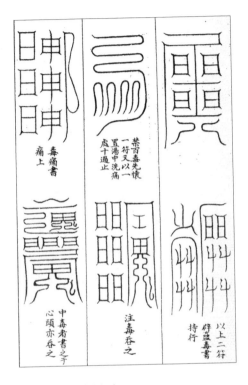

毒痛書
痛上

禁百毒先懷
一符又以一
置湯中洗痛
處十過止

靈

中毒者書之于
心頭亦吞之

注毒吞之

以上二符
伴瘟毒書
持行

咒療重要的角色
符宗教扮演著醫
圖31 在中
要的角色

有專門的痘神廟。

　　清朝末年，徽州官員劉汝驥曾與部屬們合作
調查轄下各地風俗。他們調查後發現，在休寧地
區，人們仍然喜歡「就亂壇以請湯藥，問靈姑以
斷疾病」。而另一個轄縣祁門的「愚夫愚婦」，最

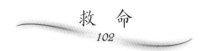

害怕神明，每次碰到疾病，就要誠心祈禱。

劉汝驥等人延續著傳統精英對民間信仰的質疑態度，還有對地方風氣的負面論調。一名參與調查的官員就直斥這些行為「可笑」，而休寧的地方官更不滿地指出「醫道不明，而神道得以蒙利也」。儘管官員們口吻充滿不屑，這些紀錄卻在在指出，病者求巫的情形在社會中可是相當普遍。

面對信仰巫醫的病家，有時醫者也順勢而為，借力使力。明代的醫生汪機治療過一名女子，她因過度思念去世的母親，導致精神不濟，時常倦怠地躺臥在床上，不僅胸膈煩悶，還時常感覺身體無力。

汪機治療的方法，卻不是用藥。他知道該女子酷信巫術，因此跟女子的丈夫商量，找來女巫，假裝女子的母親附身。並且囑咐女巫演一齣戲，告訴女子她的病情全都是母親有意報復。結果該名女子聽到女巫這番言論，果真大怒：「我因母病，母反害我。」思念之病遂因此痊癒。

女性醫者

　　和巫醫一樣，女醫是備受主流醫者抨擊的群
體。而且說來奇怪，從事醫學的女性常被染上巫
醫的色彩。歐洲歷史上，能夠治療病人的女性，
尤其是那些鑽研草藥的婦女，時常被認為是巫婆，
具有超自然的力量，可以救人，也可以害人。

　　明清中國的現象雖然不同，但女醫與宗教之
間也有微妙的關聯。想想今天我們仍時常用來貶
抑女性的詞彙——「三姑六婆」。三姑指的是尼姑、
道姑、卦姑，都是與宗教有關的身分，而六婆，則
是指牙婆、媒婆、師婆、虔婆、藥婆、穩婆，其
中的藥婆與穩婆，就是指女性醫者。藥婆，顧名
思義是賣藥的；穩婆，則是指負責接生的產婆。

　　三姑六婆，九種身分並置在一起，都被認為
是社會上的負面角色。在傳統中國的文獻中，她
們若非滑稽荒唐，就是到處作惡。翻開明清的小

說作品，時常可以看到尼姑或道姑，勾引年輕女子與男性發生不正常的關係；而藥婆賣的藥，據說也有像是墮胎藥這樣具有爭議的藥品。不管是三姑或六婆，都被明清的主流社會認為是危險人物。

其中負責接生的產婆，似乎該是較為正面的角色。實際上卻非如此，在正統醫生眼中，產婆不但對生產助益不大，有時還是問題的根源。在十八世紀的中國，有本流傳甚廣，名為《達生篇》的小書，就對產婆提出了許多批評。

《達生篇》的內容，主要談的是生產過程的問題，包括懷孕的過程，接生的技巧，以及產後的保養等等。書的作者是誰，目前已經不可考了，只知道作者署名「亟齋居士」，大概是位男性，或許是對於談論這種婦人私密之事，感到有些羞赧，因此用了個筆名，把身分隱藏起來。

《達生篇》的行文淺白，口吻就像在待產的婦女身旁，耐心地關懷提醒。全書的一開始就告訴產婦，懷孕時若是遇到腹痛，千萬不要驚慌，

「要曉得此乃是人生必然之理」，如果疼痛不嚴重，就盡量忍住，照常吃飯睡覺。

那麼，必須忍到什麼時候呢？作者說，務必仔細觀察疼痛感的差異，若是「一連五七陣，漸疼漸緊」，就是要生了。抓住這個時機最為重要，因為只要時機到了，嬰兒自然會「鑽出」，產婦無需用力，就能順利生產。這就是所謂瓜熟蒂落，水到渠成。

在《達生篇》中，作者一再強調，產婦要自有主張，拿穩主意，不要輕易聽信外人，尤其不要相信那些產婆的話。因為這些產婆不僅不明道理，其中一些狡猾之輩，甚至會趁機敲詐。

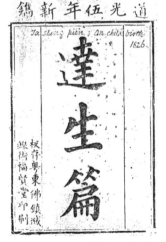

圖32　《達生篇》的書影

作者活靈活現地

寫道,這些愚蠢的產婆,「一進門來,不問遲早,不問生熟,便令坐草用力,一定說孩兒頭已在此,或令揉腰擦肚,或手入產門探摸,多致損傷」。作者因此警告,產婆只不過是因為年紀較長,經驗較多,所以找來幫忙接生,可不是要她們動手動腳。

不幸的是,根據《達生篇》的觀察,越是富貴人家越喜歡把產婆請來家裡。而且一旦接生的過程出了問題,連左鄰右舍的產婆也都趕來幫忙。作者哀嘆,生產的現場變得紛紛擾擾,吵成一片,真是「天下本無事,庸人自擾之」。

相對地,《達生篇》認為,臨產之時只需要找來一名產婆,而且讓她「在旁靜坐,勿得混亂」,除此之外,只需留兩三個人伺候,其他家裡的婦女,最好都別讓她們進產婦房間,以免她們在房裡交頭接耳,大驚小怪,反而讓產婦心神不寧。

這頗為苛刻的批評,卻從反方向提醒了我們一個被遺忘的歷史現象:在那個時代,生產過程其實是女人主宰的領域。不只是產婦一個女人,

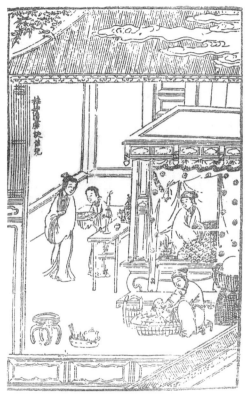

圖33　明代版畫中的生產情形

而是一群女人：產婦的母親、姊妹、鄰居、友人，
家中的女僕，當然還有產婆。她們會在關鍵的時
刻，聚集到產婦的房間，分工合作，共同準備迎

接新生命的到來。這群婦女也許會（像《達生篇》形容的）七嘴八舌，偶爾失措或意見不同，但多數時刻裡，總是能順利地幫忙接生。是這樣合作，讓一個個充滿希望的新生兒，平安來到世上。

相反地，男性在這過程中，最多扮演助手的角色。就連對胎產意見頗多的《達生篇》作者，可能根本沒有參與接生的機會，只能從文字上攻訐產婆。

而除了接生這樣與女性密切相關的領域外，幼科也是另一個女醫可以大展身手的科別。明代的徽州醫家程邦賢的妻子和媳婦，都是名聲顯赫的小兒醫，地方上甚至有「男醫生不如女醫生」之說。

從走方醫、巫醫到女醫，一再地受到主流醫者的貶抑與嘲弄。但這些邊緣醫者在社會上所受到的歡迎程度，與他們在文獻中所佔的篇幅，似乎也不成正比。

他們之所以能長期存在，反映了病人對他們

的喜愛和歡迎。從這一點來看，儘管後來的我們
只能從一些零星的描述中，嘗試勾勒他們活動的
面貌。但這些非主流醫者在社會上的重要性，就
如同專科醫生一般，確實不能小覷。

病人的醫學知識

　　生活於明代萬曆年間的文人方用彬，有回接到友人的來信，信裡頭寫著：「自三月至今，三男一女俱出痘，於內無一人輕少。自嘆薄命，並無一日寧息。第三小兒痘勢更重，於是月十六日已不幸矣。」

　　家中的四個孩子都因為痘疹而徘徊生死邊緣，已經要讓人為之惻然，但信裡頭接著又說：「今弟因勞苦所致，又患瘧症。家父之病至今未愈。數月以來，救死不暇……。」

　　一家三代都在病中，「救死不暇」這樣的字眼，看了不免讓人感到驚心。然而，這並非特別不幸的例子。在方用彬與親友的眾多信函往復中，類似描述屢屢出現。疾病似乎圍繞著、籠罩著人

們的日常生活。

　　在前幾章中，我們看到各式各樣的醫生，憑著他們各自的技術，為病人療病。他們談起自己的經驗，大多充滿自信，彷彿病人只要碰到他們，肯定妙手回春。

　　可是另一方面，像上頭提到的這些「救死不暇」的病人，面對接踵而來的病痛和疾疫，又是如何處理和面對的呢？這是我們一直沒有觸及的問題。

　　接下來的篇幅，我們要把目光從醫生移向病人的世界。在病人的世界，他們有不同的方式接觸到醫學知識，他們可以用那些或者並不正統，或者缺乏系統的知識，作為自我保健。之後，我們更會陸陸續續看到，他們還可以延請不同的醫生，來到家裡為自己看病。在這樣的過程中，醫生、病人，以及病人的家屬們，產生了許許多多奇妙的互動，另一方面也製造了許多意想不到的問題。這是我們接下來討論的重心。

醫學與日常生活

從明末開始，中國的印刷數量進入了前所未有的高峰。但更重要的，不只是出版量暴增，出版物的內容和品質出現相當變化。出版書籍的種類，也是五花八門。在這個時代，各式各樣的出版品，紛紛現身書肆之中。

隨著明清兩代印刷事業的發達，許多醫學的通俗書籍，也出現在市面上。能識字的民眾，多少可以從中獲得一些粗淺的醫學知識。這些通俗醫書有幾個特色，首先是輕薄短小，易於攜帶。而且大多數的印製並不精美，成本低廉，但也因此價格便宜，一般人都能負擔得起。

有時候醫學通俗書籍的作者歸屬也很模糊，不知道作者從何而來，是否受過任何特殊的醫學訓練，背景究竟是什麼。前面我們曾經提過一本《達生篇》的小書，就屬於這一種。

但有時候通俗醫書的作者也可能掛上極為響亮的頭銜，或者號稱出自當時最著名的一些醫生之手。對於這些現象，我們大概要稍微存疑，不能輕信。這可能只是出版商的策略，企圖用一些大人物的名號，讓書賣得更好。

通俗醫書的文字不會太深奧，甚至可能淺白到近乎粗俗。《達生篇》就有一段文字，提到生產時產婦不應該過度用力，而應該順其自然。作者隨即自問自答地解釋：「或曰大便時亦須用力，如何生產不用力。不知大便呆物，必須人力，小兒自會轉動，必要待其自轉，不但不必用力，正切忌用力。」此外，明清通俗醫書，也非常流行用口訣或是歌訣的方式，幫助讀者背誦內容。

這種通俗醫學知識的傳播，不只透過上述的醫學入門書。明清流行的「萬寶全書」或「日用類書」中，也或多或少有專門介紹醫藥的段落。

從「萬寶全書」的名稱，可以大概揣想其中的內容。它有些像今天的農民曆，但內容更為多

元，篇幅也更加豐富。翻開任何一本「萬寶全書」，其中內容包羅萬象。從天文到地理，從武術到醫學，甚至是琴譜、畫譜。「萬寶全書」也教導讀者如何撰寫書信、觀看風水，偶爾還收錄流行的笑話、通用的春聯，或是常見的詩詞。

　　由於針對的讀者是一般人，「萬寶全書」所用的語句相對淺白。印刷的品質，大多也不是太好。

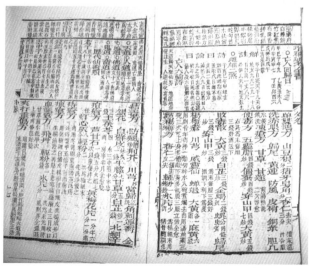

圖 34　安徽大學徽學研究中心收藏之日用類書書影

可是內容豐富得令人嘆為觀止，因此被某些現代
學者視為傳統民間社會的百科全書。

　　當然，「萬寶全書」中也會有醫學和養生的片
段。儘管「萬寶全書」很難被當成教科書一般地
閱讀，裡頭的醫學知識，與主流的醫學或也有差
距，但它們的確構成了另一個醫學知識傳播的管
道，反映了另一種版本的中國醫學。

商人的養生術

　　明清兩代還有許多商業用書，是專門寫給商
人的。在這些商業用書中，談的不見得是如何投
資賺大錢，而是教導商人如何熟習商場規則，包
括買賣時使用的術語。另一方面，則教導商人明
哲保身，不要在從事交易的過程中受騙上當，或
者因小失大，損害自身利益。

　　商業用書的另一個重點，是作為時常出門在
外的商人的生活指南。比如，有些商業用書就詳

細標示中國各地的驛站，還有要旅行各地時所經過的路線圖。像是出版在十七世紀的《士商類要》，不但有各地路線圖，還有「九州圖說」，把當時的地理知識都收錄其中。從今天的眼光來閱讀這些路線圖，彷彿可以看見商人們跋山涉水，為了開拓貿易而在大江南北遷徙。

而出門在外，難免會有一些身體狀況。因此，商業用書談的不只是商業，還包括養生和醫療的知識。《士商類要》就有特別的章節討論日常起居的技術。有些顯然是針對商人的保健知識。比如在「起居之宜」中就記載著：「行路多，夜向壁角拳足睡，則明日足不勞。」這對日夜趕路的商人或許特別有用。

與其他通俗書籍一樣，《士商類要》也經常從經典的醫學書籍抄錄文字。比如其中一個段落就轉抄了《黃帝內經》中的片段，把中國大江南北的氣候、風土和民情，做了分類與描述。如東方靠海的人喜歡吃魚，西方人則屬「水土剛強」，外

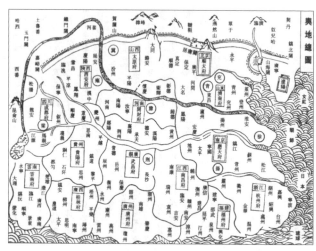

圖35　《士商類要》中的地圖

邪不能侵入，凡此種種。

我們可以質疑這些文字的實用性，因為《黃帝內經》成書的時代與《士商類要》相隔超過千年，其中對各地風土的描述，自然不再可能精確。不過，這些文字收入一本商用類書時，卻是延續和散播了醫學經典的理論與思想。此外，這些關於各地不同風俗、飲食的討論，又彷彿是特別針對那些遠遊到中國各地的商人。他們是最有機會

和資本長途旅行的一群人，也是最常離鄉背井而需要適應異地生活的一群人。

同樣是寫給商人看的醫書，明末還出現另外一本《商便奇方》。該書作者是曾任地方醫學官員的程守信。他在序言中寫道，將各種藥方聚攏在一起的所謂「方書」，在中國醫學史上淵遠流長，至少可以追溯到秦漢之際。但當今之世，雖然「方書充棟」，大部分卻是卷帙浩繁，對於「經營江湖者」，不便攜帶。他因此要化繁為簡，撰寫一本針對商人用的小型方書。

現在我們能看到的《商便奇方》有三卷，不過第二、三卷，可能是後人增補的。換言之，原始的版本可能只有一卷，這當然更加簡便而易於攜帶。

在這第一卷中蒐羅了上百種方子，其中有不少可供急用。比如有方子叫做「步路急救方」，其實是要中暑之人飲下自己的尿液。

既然稱作「商便奇方」，當時也有不少針對外

出客商的應急藥方，如「千里消渴丹」，就是為了應付「路上行人受暑熱作，喝茶水不便」的狀況。

雖然作者在序言中說這本書完全是跟隨《黃帝內經》的理論，甚至「參之運氣，已達其變；審之藥性，以會其趣」，但全書並無深奧的學理，反而具體而實際地指導讀者用藥，而且口吻十分生活化，常有類似「為商者可隨身應急」或「此藥出路可帶隨身應變」的話語。

《商便奇方》也教導讀者製作藥方，比如在「勞咳蜜油膏」一條底下，就寫著：「先將豬油用銅銑滾水煮化，去皮膜筋，刺下白果肉，又煮一、二沸，在下藥末、糖蜜，加薑三盞，化勻取起，將瓦瓶盛之，不時噙化。」作者不忘親切地加上一句「空心臨臥時服之甚妙」。

有多少人真的可以這樣依樣畫葫蘆地製作藥品，我們不得而知。也許像許多食譜一樣，看起來容易，實際操作起來卻頗有困難。不過《商便奇方》中收錄了五花八門的資訊，長時間在外跋

山涉水的商人，確實可能隨身攜帶這樣一本小書，
作為參考。

最有趣的是，《商便奇方》也不排斥所謂「祝
由之法」，即透過咒語召喚神靈之力，以消滅疫
病。按照作者的說明，這些咒語對於在「客途中
受邪，一時不能取藥」的讀者十分有用，因為可
以快速驅逐疾疫。這再次印證帶有巫術色彩的治
療方式，可能十分流行於商人圈子中。因此，就
連號稱「家世習醫」，又曾任地方醫學官員的程守
信，也頗能接納這一類方術。

地方知識

與某些醫書相比，《商便奇方》的篇幅較小，
內容也相對簡單。他所針對的讀者，不需要太多
古典文化素養。購買本書的讀者，也只需要付出
較少的金額。他們雖非完全不識字的底層人民，
但也可能是屬於中下階層，或社會地位不是很高

的人。

除了購買編纂的書籍外，明清時代的人們也十分習於抄書。從至今許多流傳下來的抄本中，可以清楚看到醫學知識如何在社會間流傳。有些抄本完整地抄寫了經典書籍，有些則集合了不同的簡驗方子，還有些抄本內容龐雜，不只有醫學知識，也包含宗教科儀等文字。

在這些林林總總的通俗醫書中，我們時常會看到一些十分具有地方特色的醫療方法。

拿徽州來說，乾隆年間有一本討論胎產的《廣嗣編》，就把徽州的特產「徽墨」視為具有療效的物品。書中教人在生產過程中，若是遇到難產，不必驚慌，只要「以草紙燒煙燻鼻，令氣內納即下，或用滾水一鐘，磨徽州陳香墨」，服下一兩口後，就可以順利生產。

至於對付幼科疾病，徽墨同樣有特殊功效，如「防臍風法」一條下記載「以銀簪輕挑破，將泡內白米取出，勿令落入喉中，仍以徽墨擦之」。

還如「又有馬牙在牙根處，亦宜挑破取出，以徽
墨擦之……如有口疳，亦用徽墨擦之」。

徽墨固然是徽州的地方特產，又是文房四寶
之一，往往被當成徽州文風鼎盛的象徵。但徽墨
如何與醫學牽連上關係，又為何如此神效，著實
令人好奇。可惜在書中，作者沒有多加解釋，留
下想像空間。

有知識的病人

中下階層的人有許多管道可以接觸到醫學知
識，至於文化水準比較高，或經濟狀況較好的民
眾，當然更不用說。他們可以從書肆購買到其他
的醫書，從簡便的方書、入門書或醫案，到古奧
的醫學經典。

當然，購買書籍的方便程度，要看各個地方
的經濟發達程度。在明清的大都會，比如南京和
北京，都有十分熱鬧的書店街，吸引愛書人上門

選購。北京的琉璃廠，從清代開始就是文化商品匯聚之地，至今仍然保有傳統。

而在明清兩代，自行研讀醫籍進而通醫的例子，同樣不在少數。回想一下吳楚的例子，他就是自己研讀醫書，進而成為醫生的。我們因此不難想像，不少病人在延請醫者之前，已經有自行治療的經驗。

這形成了一個有趣的局面，也就是病人對自己的身體和疾病，往往早有一套解釋，不一定要仰賴醫生。我們也要記得，這個時代裡，醫療知識並沒有制度性的壟斷，病人的知識跟醫生的知識，因此不一定是「專業」或「通俗」的差別，而可能只是一個混雜體系中的不同流派。

許多對醫學理論懷有興趣的病人，哪怕只有粗淺知識，很可能就對醫生的治療方法提出質疑或挑戰。比如吳楚曾建議他的病人多服人參，沒想到病人不僅相應不理，甚至還把他的藥方拿去給另一位「名醫」看，這位名醫嚴肅地說，這病

千萬不能服人參，更堅定了病人原有的信念。吳
楚對此也只能束手。

　因此，在醫生眼中，病人有知識不見得是好
事。清代有位醫生就坦白地感嘆說，還好農村的
人們大多不諳藥性，給什麼藥服什麼藥。可見他
認為村夫村婦因為沒有這類知識，反而讓醫者得
以順利治療。在醫生期待裡，病人若能「唯唯聽
命」，或許是再好不過了。

　但下層民眾的無知和順從，也可能是出自醫
者想像或投射。多數時候，明清的病人確實對自
己的身體、疾病、健康以及醫療的方式，自有一
套見解和意見。在接下來的章節中，我們要正式
進入醫生與病人的互動，看看病人如何挑選醫生，
又如何將醫生延請到家中。

當病人遇上醫生

　　從前面的幾章中，我們看到明清社會上充斥著各形各色的醫者，也看到病人對自己的身體、對時下的醫學知識，都有一套認識和詮釋。在這樣的情境下，病人如何找到醫生，又是如何選擇最適合自己的醫療方式?是這一章要討論的主題。

　　其中，我們會看到一些與今天相似之處，比如病人之間往往有管道，互相推薦醫生;但我們也會看到與今天不同的地方，比如請醫的態度與方法。其中的差異值得我們稍加思索，因為它反映了人際互動在不同時代的演變。

病人的網絡

讓我們先從這段文字說起：

> △ 處 △△ 先生，醫宗扁鵲，卜揲靈龜。上
> 藥、中藥、下藥，雖嘗備於囊中；五色、
> 五氣、五聲，不易攄其懷抱。予以險症訪
> 知先生，先生乃代按其陰陽，卜其凶吉，
> 不特膏肓應藥，而且決斷如神。近以訓蒙，
> 潛居里內。倘有染病求醫，用方點藥，或
> 減或加，既從其便；價輕價重，亦得其宜。
> 凡我近村，不必往諸 △△ 處之遙，只需問
> 以 △△ 書屋矣。謹白。

這是一篇來自《應酬便覽》，名為〈賣藥招醫帖〉
的小文章。《應酬便覽》，從書名就不難猜想，是
本給一般讀者參考用的書籍，參考什麼呢？當然

就是人際之間的交際應酬了。

而〈賣藥招醫帖〉這幾行文字，則是由病人的口吻寫成，以親身見證的方式，推薦某位醫者。它不是一篇實際存在的文章，而是簡單的格式、範本，提供需要摹寫之人參考之用。正因為如此，這些文字更具有一定的普遍性，而不拘於一時一地。我們因此不妨仔細讀一下當時的人們是如何推薦一名醫生。

文中當然對醫生的技術推崇備至，又把他來跟「醫宗扁鵲」相提並論。值得注意的是，這位「醫宗扁鵲」，對用藥的態度卻相當有彈性。他雖然決斷如神，但也能聽從「病家之便」而「加減用藥」。

同時，病家請醫時的經濟考量也清楚地展現在文中。因此本帖不忘提及該醫者價錢公道，同時方便聯絡。這讓我們想起走方醫所謂「賤、驗、便」三字訣，特別是「便」和「賤」兩個要素，似乎確實能投病家之所好。

在這篇〈賣藥招醫帖〉中，之所以有病人現身說法，為的是求廣告效果。不過，日常生活中，病人確實會互相推薦醫生。這樣的資訊交換，甚至還出現了一定的格式。同樣是教導人撰寫書信的《增補書簡活套》中，記載有以下的內容：

> 聞宅中某某抱恙，延醫調治未見瘳，可今某處有一醫生，世業岐黃，滿園栽杏，按脈立方，屢試屢效，忝叨至愛，願為緣引，可請與否，伏惟裁奪。

病家收到信後，還得規規矩矩、文謅謅地回覆：

> 舍下某某臥病已久，服藥寡效，正躊躇間，忽稱翰及，特薦某某，必能挽回，登之再造也。隨著家僮持帖恭請，倘幸得全，則戴兄台之德於無既矣，先函申覆，容俟全可，晤謝不宣。

當然，這些是正式的書信範本，實際上不見得會如此正式地進行。可是這依然告訴我們，病人之間的資訊交換非常頻繁。

口耳相傳的訊息，也是病家在挑選醫者時的重要參考。孫一奎就記載了一個有趣的案例，病人是一位上了年紀的老太太。當時她的病情嚴重，幾乎已經要吩咐家人準備辦理後事。她對丈夫說，既然都病成這樣了，不如就找個名醫來，「一決生死」。

丈夫回答她說：「之前所找來的醫生都已經是名醫了。」她對這個回答卻不太滿意，意有所指地問道：「昔常聞程方塘參軍，患瘋三年而起者誰？」丈夫回答，是孫一奎；她進一步問：「吳西源孺人病燥，揭痰喘三年，與程道吾內眷勞瘵暈厥，誰為起之？」答案，同樣是孫一奎。故事自此似乎水到渠成，她於是說：「何不請孫君決我生死？」家人果然聽從她的意見，找來了孫一奎。

老太太對孫一奎的事蹟瞭若指掌，但她顯然

只聞其名而未見其人。當孫一奎上門來時，病家還有些半信半疑，私底下去探聽了孫一奎的長相，這才確定面前這位「魁然長髯者」，就是傳說中的名醫。

病人的人際網絡如此重要，呼應著醫者在地方建立事業的模式。透過人際網絡，病家得以尋找值得信賴的醫者，醫者則逐漸拓展在地方上的名氣。回想一下孫一奎如何在地方上建立起他的醫學事業，就是靠著病人一個接著一個的口耳相傳，讓他的顧客圈逐步擴大。

而他也說，有次一位名叫馬迪庵的先生，正為了心腹脹痛之疾而尋醫。他的親戚，因為曾親眼見過孫一奎治療類似的疾病，特別向他推薦。尋醫的因緣，時常是透過這般層層親友關係而建立的。

用稍微簡化的方式來說，人際網絡間的口耳相傳，反映的是個別醫生的名氣。在醫療市場上經營自己的名聲，當然成為脫穎而出的條件之一。

了解了這一點，我們更能體會何以在前面的故事中，吳楚會對他個人醫案的出版如此耿耿於懷。因為出版不正是一個未必言明，卻效益十足的宣傳管道嗎？還記得吳楚有位病人，就是在看了他的醫案後，輾轉找上門來。

找個好醫生

病家之間的人際網絡，讓他們可以順利接觸到原本不熟識的醫者。對於缺乏經濟能力的病人，透過人際網絡延請名醫是常見的辦法。有回孫一奎寄居在朋友家中，其門下一位竹匠為了妻子之病，遂透過孫一奎的僕人求診，結果也確實奏效。

吳楚筆下一名僕人的求醫經過，與上述案例相仿，但過程更加曲折。當時吳楚同樣寄居在朋友家中，碰上一人央求吳楚診治。吳楚看過脈象，判斷已無生機，只能向病家辭謝告退。病人的父親聞言後，哀慟不已。

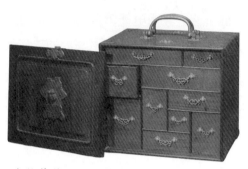

圖36　出診藥箱　過去醫生行醫多以個體開業形式，或坐堂，或出診；若遇有病家來求，即攜帶藥箱上門診治。圖為清末的一個出診藥箱。

　　隔天他懇請家中主人為他寫一封信向吳楚求情。吳楚接到信後，有些無奈地回覆說，他不是要忍心不救，只是這病是「寒症」，而且時間已久，幾乎難以挽回。加上半個月來服的藥，那些由其他醫生開的藥，全都沒有對症，因此病情更加嚴重。

　　更重要的是，吳楚說，這病若真的要治，必須要用人參。但對方既然貧窮如此，「諒無力服參」，所以他更覺得沒辦法幫上忙。

　　故事到此似乎已無轉折餘地，但吳楚卻又給

病家留下一絲希望。他在信中說，看到老父親言詞懇切，實在可憐，心有不忍。所以他只要求對方先別暫停服藥，「今夜若有命不死，明日至宅看會，再為診視，倘可救，則極力救之可也」。

隔日一早，病人的父親果然就出現在吳楚家門前，「長跪待開門，叩首不計其數」，吳楚當然也應允出診。

在多數醫案的記載中，病家延請醫者時，就算不像上述案例般要磕頭求醫，大多也算是十分禮遇。有時為了讓異地的醫者能即時診治，甚至抬轎來請。有病人為了讓孫一奎來看病，特別找了一艘船給他。

若是較具禮數的請醫，病家還會執帖而來。另一本介紹書信套式的類書《翰墨全書》中，就有這類請醫帖的樣貌，如：「某以不謹致疾，非先生國手不可治，專人固請，幸即惠然，以慰倒懸之望，毋曰姑徐徐云爾」。

明清時代的痘症肆虐情形嚴重，被視為新生

兒健康的一大威脅。但當時的中國人已經開始採
取種「人痘」，作為免疫的措施。因此也有專門針
對種痘先生的請醫帖，如：

> 立關書經手人 △△，恭請 △△△ 先生駕臨
> 敝舍，布種天花。惟祈窠窠聚頂，粒粒成
> 珠，孩童幼女，遇此吉祥，各社孩童，托
> 賴賜福，始終如一，萬象回春。每男勞金
> 若干、女多少敘明，挨閭共膳，仰望輪流
> 看視。今將男女名目並勞金開載。

清初小文人詹元相的日記，同樣寫到邀請種痘先
生的過程，也跟上面這段文字相互呼應。

在詹元相居住的村落裡，大家同心合力，以
全村為單位，邀請一位種痘醫生。當時村裡眾人
迎來「種痘先生」後，必須先開壇作醮。之後，
除了分別到各家處理孩童種痘事宜，也輪流到各
家用膳。延請種痘醫生之所以需要集體而行，大

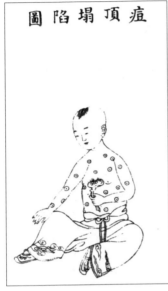

圖 37 《醫宗金鑑》中關於出痘的圖像。觀察出痘的形態是診療的重點。

概是由於價格昂貴，而必須由眾人分攤。至於行走於各地的種痘醫生而言，能一次招攬全村的客戶，也符合經濟利益。

儘管多數人看來對於醫生必恭必敬，但有時候病人要請醫來家中看診，態度可是十分強硬。一位叫做程文囿的醫生，有次在家裡休養。那陣子他時常感到暈眩，身體狀況殊為不佳，因而待在家中養病。正巧友人張汝功來訪，沒想到不是前來慰問，卻是告訴他有位老先生身體不佳，希望程文囿前去一診。

人在病中的程文囿，第一時間當然回絕。沒

有想到張汝功似乎不打算打退堂鼓。程文囿無奈地寫說，既然是「汝兄強之」，他也只能硬撐著身體去替人看病。結果出診時，程文囿還得由他人攙扶，簡直是要病人治療病人了。

通訊治療

像張汝功這樣強硬的態度，連在病中的醫生都可以請來一診。只是，有時候病人沒那麼好運，能順利請到醫生到家中一診，那該怎麼辦呢？寫信或許是一個辦法。

明代福建有位名叫謝邦實的舉人，有次寫信給遠方的醫生求救。信中，他抱怨近來遭遇的種種病症，包括「大便多燥而色赤褐」、「勞倦時，小便旁射，散逆如絲」、「腰腹為痛，坐久屈伸不便」。

除此之外，他也覺得近來眼力變差，要是距離五步之內，就無法看清楚對方的臉；晚上也深受失眠所苦，因而感覺唇口乾燥，雖然已經服了

一些藥調養，但似乎改進不多。

　　謝邦實對於這些病徵自有一套解釋。如他認為自己大便多燥，面色發紅，是因為體內過「熱」的緣故；至於小便旁射，則要歸咎於「氣之不足」、「勞而失養」，簡單一點說，就是過於疲勞。

　　不久後謝邦實接到了回信，醫生依據謝邦實的描述，一一論斷病情和治療方法。有時他以氣血、五臟的理論加以分析，並且把謝邦實描述的症狀，轉化成醫生自己熟悉的語言。

　　比如，針對謝邦實的視力問題，回信中就說：「能遠視不能近視，氣有餘血不足也；能近視不能遠視，血有餘氣不足也。今貴目既不能視遠，又不能視近，此氣血俱不足也。」因此勸他多服「加減補陰丸」。

　　至於其他猜測，醫生有些不置可否，只說：「不要只會說些空話，而不懂得實踐，這樣子病只會時好時壞，怎麼也無法根除的。」

　　回信給謝邦實的是我們前面提過的明代醫生

汪機。汪機是地方上非常馳名的人物，撰寫了許多重要的醫書，名聲也遠遠溢出家鄉的範圍之外，被譽為明代徽州最重要的醫家。

在一輩子的行醫生涯中，他好幾次收到類似的求救信函。因為無法直接面對病人，他總是小心翼翼地回信，因為他對於透過信件討論病情的缺失了然於胸。在一封回信中他就寫著：「醫以望、聞、問、切四者為務，蒙示貴恙，只得問之一事而已，餘三事俱莫得而詳矣。」換言之，醫生既無法看見病人的氣色，感受病人的氣味，更無法把脈，單憑症狀的描述，實在有所不足。

但他終究沒有因此而拒絕病家，只是小心翼翼地提醒病家，書面診斷的效果難料，因此建議對方再找其他「高明」商議。

病人之所以能與醫者用通信方式求診，有其社會經濟條件的配合。明代中葉以後，隨著交通狀況的進步，人們已經逐漸可以傳遞長途郵件，尤其是民間的信函來往日趨增加。這也是為什麼

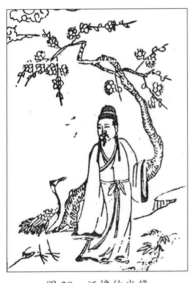

圖 38　汪機的肖像

我們在前面屢屢看到，有許多教導人們撰寫信件的參考書籍。

因此，人在福建的謝邦實，得以和遠在徽州祁門的汪機接觸。這種通訊式的診療，讓醫者與病人的接觸超越地理的限制。病人不用長途跋涉，也可以找到異地的名醫。

不過，通信診療的方式之所以存在，除了物質條件的支持外，更重要的還是醫病雙方的心態。

我們並不知道謝邦實最後是否採納了汪機的診斷意見，又是否得以痊癒。但我們應該這麼看待謝邦實的求醫之舉：與其說他把汪機的診斷當成權威式的意見，不如說他是在尋求多方協助。

　　按照汪機給其他人的回信，我們可以推想，不管是謝邦實或是其他寫信給汪機的病人，都存在一種共識，即汪機的意見只作參考之用。若是有效，自然可以採納，若是無效，則可以再找其他醫者診斷。換言之，病人不只參考單一個醫者的意見，醫者也預知他的意見可能受到其他醫者評斷。

　　病家多方求醫，是面對疾病時常見的舉措，但他們不一定都能找到正統的醫者。一來延請醫者需要付出一定的經費，未必人人負擔得起；二來許多醫者居住於城市之中，鄉居農民要延請這類醫者相對困難。因此，所謂多方請醫，對象可以是廣義的醫療者，包括巫醫或走方醫，而病家有時也選擇不假他人之手，自行治療。

　　就算他們可以找到同屬正統的儒醫，問題卻也未曾稍減。因為醫生彼此對於病情的判斷各有不同，而治療的方式，也可能因為各自的流派、訓練，迭有差異。這麼一來，醫療現場反而是眾

聲喧嘩，大家都想表達各自的意見。這形成了明清醫療文化中一個有趣的景象，也是我們下一章的焦點。

病人的意見

　　現代人看病，大多是在診療室內單獨面對醫生，有時護士或家屬會在旁協助，又偶爾會有實

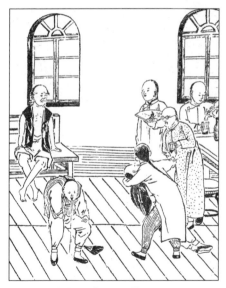

圖 39　清末報刊中關於醫院與痧症的圖像

習醫生在一邊見習。不過大體而言,一對一的關係,是多數臨床醫學的基本情境。

但在明清中國,看病的現場則大不相同。首先,地點就不同。儘管明清的藥店中,時常會配置「坐堂醫」,也就是在藥店內為人把脈看病的醫生。但更多時候,看病時常是在病人的家中進行的。

因為地點不同,醫療現場的權力關係也隨之轉換。當現代的病人踏入醫院或診所內,彷彿就進入了醫生的領域中。病人很容易就察覺到自己是一個外來者,是客人。儘管主人再親切、再友善,客人終究只是短暫的停留,對周遭的事務沒有絕對的主導權。

想像一下,如果情境顛倒過來,醫生成了客人,而病家成了主人,會發生什麼事情?

床邊的喧嘩

從醫案和其他歷史記錄中,我們看到的是,

病家時常找來二、三名醫師到家裡共診，富有人家更可以找來十餘名醫者。看到這個情況的孫一奎，就用「醫者星羅」來形容眼前的情境。

除了醫生眾多之外，由於醫療在病人家中進行，所以病人的家屬往往也在場。不只在場，他們甚至也會提出自己的意見。

對經濟資本雄厚的家庭而言，醫療資源顯然不虞匱乏。而就算是貧窮人家，也不免多方求醫，吳楚筆下，有名僕人就接連看過兩位醫者，又更換一位「名醫」，最後才找上吳楚。

對醫案的作者來講，病人經歷的醫者數目越多，越能表示該病之難治。而這些作者，無論是吳楚、孫一奎，往往就在其他醫生都束手無策之際，翩然降臨，而且一出手便成功。

因此，從書寫策略的角度看，越多醫生在場，越能凸顯醫案作者的過人之處。這可以解釋為何他們總在醫案中，大費周章地描述換醫過程。

雖然如此，醫生對換醫之舉還是多所抱怨，

而在他們筆下，病人往往也因此受害。吳楚記錄了一個病案，病人原給吳楚診治，並服下吳楚所開的藥方，其中含有人參等藥。後來恰逢鄰居找來專門「女科」，病人的母親非常高興地找來那位女科醫生。

結果女科醫生一看吳楚開的藥方後，就說：「此病或還可救，吃了人參再救不得了。」病人的媽媽聽到以後，當場痛哭流涕，追悔不已，只好又回頭求助吳楚。

病人的父親知道此事，不客氣地斥責：「都要怪你不信吳相公的話，亂吃藥，現在再看病又能怎麼樣呢？」倒是在一旁的吳楚，雖然心裡覺得這家人實在「信用不專」，還是好心為病人一診。

由於病人往往找來眾多醫生，會診過程中，醫生就有許多機會評斷對方治法。有時病家在請醫之時，會拿著其他醫者的藥方，提供給被邀請的醫者參考。

多方會醫的局面，因此造成醫者的對立與競

爭。尤其當醫者的診斷與治法時而南轅北轍，醫療場面遂變成眾醫者的唇槍舌戰。有次吳楚就抱怨，每投一次藥，就要跟其他醫生辯論一番，「幾欲嘔出心肝」。

到頭來，就算他能夠勝出，而讓病人服下湯藥，病人在這種意見紛雜的情境下，心中還是不免充滿懷疑。

醫者為了捍衛自己在醫療過程的地位，有時爭得面紅耳赤，各種不客氣的話語也紛紛出籠。有位「名醫」看到吳楚的方子，竟當場就把藥方丟在地上，還氣憤地說：「這種病怎麼能夠服人參和黃耆？怎麼能夠服得白朮和當歸？服下去就要發狂了！」堪稱戲劇性十足的發言。

孫一奎在江南行醫時也曾碰到類似的場面。當時他正評論一位王姓醫者的謬誤，該名醫者的學生聽了以後，不無警告意味地對孫一奎說：「還好我的老師不在這裡，否則他聽到有人評論他的藥方，一定會往那人臉上吐口水。」

身經百戰的孫一奎聽了，也只有笑而回答，如果身為正確的一方，那吐人口水還有道理；不過如果自己是錯誤的，那「是自唾且不暇，何暇唾人？」

換醫的邏輯

為何病人要一直更換新的醫生，大概是因為病情一時之間無法好轉吧。

吳楚自己有碰過一個有意思的案例，足以說明病人的心態。當時他的母親因為家務辛苦，身體不適，又因為隱忍不言，病情轉劇，最後竟成「疸症」，渾身面目發黃。身為醫者的吳楚，自是要親手為母親救治。不料連續幾日，幾番服藥，母親的病情卻是時好時壞，不見起色。

對此，一旁的妻子不禁開始質疑吳楚，要他「接高明先生商酌，不可單靠自家主意」。不過吳楚對此十分抗拒。他對妻子說，那些所謂的名醫

只會看病的表面，而無法認識「病之真神」，所以拒絕了妻子的提議。

但吳楚之妻仍不放棄，繼續說：還是接來一看，免得他人議論。這下吳楚更為激動地強調，他要的是實效，是把病給治好，才不管別人怎麼說。

吳楚在醫案中，對於夫妻之間的對話，下了這樣的註解：「婦人之言不可聽也。」

最後，吳楚還是選擇獨力救治，沒有延請其他醫者。吳楚的母親，後來果然在他的救治下完全康復。新年拜慶時，吳楚回首過去這段日子，心裡十分快慰，特別強調，若非自己心意堅定，恐怕母親早就要喪生於他人之手。顯然對吳楚而言，母親之所以痊癒，全有賴於自己在妻子的壓力下也未曾動搖。

但拋開吳楚後見之明，重新省思這個案例，也許吳楚的「不換醫」反而映照出「換醫」的合理性，或者，我們至少更能體會吳楚之妻的立場：當醫者的診治屢屢不見功效時，該如何要求病人

對醫者投諸全然的信任？

反過來說，病人服下藥劑後，若能明顯感受到改善，自然無須換醫。因此，走方醫擅長的「速效」，又曖昧地成為某些醫者標榜的價值。吳楚就反對「治重病，先需用藥探之」，在他心中，若能一眼看穿「病之真情」，自然能一發中的。

從上面的故事看來，當醫療場景轉換到病人家中，病人似乎有了更多的主導權。他們可以多方請醫，在無法立即見效時，又不停換醫。結果，醫者有時反而像是呼之即來揮之即去的匆匆過客。而在這個空間裡，數名醫者彼此對話、競逐的場面，已是常態。

但醫病的互動還不只於此，病人的親戚與家屬乃至於友鄰，同樣活躍於醫療過程中。他們或指指點點，或強力介入，為醫病的互動增添更多複雜的變因。

多方的角力

下面這個實際的病案，就帶我們從一對一的單純關係，進入醫者、病人與家屬三方互動的情境。

故事主角是一位六十三歲的老夫人，也是醫生程茂先友人的母親。她因為染上霍亂，上吐下瀉，無法進食，甚至貼身服侍的奴婢都被她「毒氣」所染。

老夫人原以為已無希望，交代家人辦理後事。但程茂先得知後，覺得還有餘地。於是先用「攻下」之法，讓老夫人排出積穢之物，又用人參、黃耆、黃連、檳榔等十餘味藥為其調養。

老夫人病情雖然稍見好轉，但仍感覺「胸膈不寬」，懷疑是藥中的人參所害。因此，程茂先雖然逐次加重人參服用量，卻刻意不讓老夫人得知。

這個迎合之舉，當然讓被蒙在鼓裡的老夫人更加肯定自己的想法，有回她特別叮囑自己的兒

子方叔年，也就是程茂先的朋友說：「這幾天病況
轉好，千萬不要再讓我服人參了。」

　　與程茂先交好的方叔年，既然詳知內情，當
然也只能唯唯應命，另一方面卻是陽奉陰違，仍
和程茂先協議，沿用本來的方子。經過三個月的
調養，原本瀕死的老夫人總算得以痊癒。

　　能讓病人從極危中復生，程茂先認為有一半
的功勞要歸於方叔年，是他如此配合演出，才能
讓醫療順利推行。

　　程茂先有此感觸，自是因為病人對他的質疑。
雖然故事中不見匆促換醫，但顯然病人自己頗有
主見，不打算完全照著醫生的方式走。

　　這個故事顯示了醫者、病人與家屬三方的微
妙關係。病人雖有自己的意見，醫者卻與家屬聯
合陣線，配合行動。

　　有趣的是，是否要服人參這件事，經常是明
清醫生與病家產生齟齬之所在。吳楚曾經力勸病
人服用人參，可是對方不僅不信，還跑去問另一

位名醫，而對方更強烈建議他不宜服用，讓吳楚
感到百般無奈。

在這些故事的最後，都是病人因為病情加重，
而終於不得不信服醫者的診斷。但我們也看到，
很多醫療過程宛如一場多重奏，不同的聲音先後
出現其中。發言人可能是其他的醫生，或是病人
本身，又或是周遭親友。

女性的沉默

孫一奎醫案中有另一則案例，病婦年僅二十
一歲，卻是由她的丈夫出面延請孫一奎。孫一奎
把完脈後，病人的丈夫上前詢問病情，兩人遂討
論起來：

「予曰：心神脾志皆不大不足，肺經有痰。
夫曰：不然，乃有身也。予曰：左寸短弱如此，
安得有孕？夫曰：已七十日矣。予俯思乃久，問
渠曰：曾經孕育否？夫曰：已經二次，今乃三也。

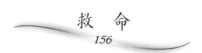

予曰：二產皆足月否？男耶女也？」

　　這樣一來一往，逐漸深入的討論過程，丈夫這才坦承，妻子懷頭一胎時，九個月便早產，但「水火不分，臠肉一片」，產下之後也沒有哭聲，已經是個死胎。第二胎又是如此，細查之下，甚至發現嬰兒的口中沒有長出舌頭。

　　值得我們留意的是，儘管這一段討論的主角是生產的妻子，但她從頭到尾都沒有說出任何一句話，沒有為自己的身體狀況做說明。相對地，商討病情的是病人的丈夫與男性醫者孫一奎，而真正患病的女性反倒沉默無語。

　　有時候身為女性的病家雖然有發言權，卻缺乏主導權。這在婦女醫案尤其常見，因為與醫者交涉的往往是她們的丈夫或兒子。這與兒童因缺乏表達能力，而需要由父母代言的情形不同。當我們說明清的病人具有相當的發言權時，這樣的沉默就格外值得留意，它顯然不是一個普遍的現象，而是特定性別關係下的產物。

　　有時女性的沉默是有難言之隱。孫一奎碰過一個案例，就是由於妻子患了隱疾，而由丈夫代而向醫者求診。根據孫一奎的描述，該名丈夫「三造門而三不言，忸怩而去」，之後再來，都還沒說話，臉就先紅了一半。還是在孫一奎的諄諄善誘下，他才坦白自己妻子的下體長出異物，因此特來求診。

　　儘管從孫一奎的職業生涯看來，他的醫生事業沒有受到「男女授受不親」這類觀念的限制，但在某些關節之上，他的性別身分仍然影響了醫療的進行。

家屬有意見

　　不過，醫案中還有另一類女性，既非沉默，但也未必直接與醫者互動。她們是病人家中的女眷。醫者時常將她們塑造為無知、迷信或容易驚慌失恐的角色，並視為醫療過程中的雜音。

如程茂先筆下一位年約三十的婦女，起初月經不至，服下某醫者的藥劑後，反而血流不止。百日內找來揚州八位名醫，均束手無策。終於讓程茂先上場，細審之下，判定並非血崩，而是死胎。

病人的姑媳見了程茂先的診斷，紛紛竊竊私語道，「嘗聞間或漏胎者有之，每月漏胎者亦有之，未聞百餘日而紅，脈不斷者，尚云是胎，無怪乎諸醫之難查也。」顯然對程茂先的診斷嘖嘖稱奇。

但數日之後，病人因服下程茂先的藥方，產下死胎，昏厥於淨桶之上，這些家中的婦女竟是圍繞著病人而束手無策地哭泣。最後還是病人公公出面，叱喝她們：「爾輩悲號，何益於事，速延程公或可復生。」

吳楚也遇過類似的情境，當時他受邀為一名產後婦女治病。此前他已經為這名婦女看過幾次病，但病人停止服藥後，病又再次復發。

病家就近找來醫家診療，該名醫者看了吳楚

的方子後，驚嘆：「產後如何用得此種藥，此命休矣。我不便用藥，仍請原經手治之。」

病家這才緊急把吳楚請回來。吳楚診脈之後，判斷病情並不嚴重，卻發現家裡的女性都「皆環立床後及兩側擔心竊聽」，而在他診斷後，還擔憂的說，此病一定無法救治。即便吳楚已經宣告病人無恙，也沒有人相信，「再四盤問」。

無論在程茂先或吳楚的故事中，女性角色彷彿是為了襯托醫者或家中其他男眷的冷靜和鎮定。就是在一般醫書中，女性對醫療的效果也往往是負面的。明清的產科醫書，時常這樣描述：「孕婦臨盆，原羞見人，或有親戚在旁，又不便趕逐，未免焦躁，且人多則言語混淆，嘈嘈褣褣，令產婦心亂，或在門外窗下探望窺伺，唧唧噥噥，猶令產婦心疑，產家皆當忌也。」彷彿女性總是吵吵鬧鬧，徒增醫療時的麻煩。但這些例子也描繪出一個充斥著女性的醫療空間，這些女性或環立窗邊，或在門外窺伺，無所不在。

換言之，雖然對外與醫者交涉的人可能是男性，但真正擔任醫療照顧者的卻經常是女性。這種空間的成立，當然也與病人本身的性別有關。當病人為女性，尤其涉及生產等問題時，家中的婦女更有機會或是更理所當然地接近病人。

相對於婦女的醫案，我們在男性病案中，似乎比較少看到女性的介入，過程也因此相對簡單。這或許並非因為女性在醫療過程中的缺席，而是她們缺乏發聲的空間、管道或機會。

在這些病案中，更常提供意見的是病人的朋友或兄弟，而這些意見會成為醫療決策的臨門一腳。如方叔年姪子生病時，他的兄長方鴻宇持著程茂先的方子而猶豫不決，方叔年便告訴他：「茂翁自有真見，聽其裁酌可也。」

方鴻宇果然也就接受了他的意見。換言之，在男性的病案中，雖然也有病人與醫者的衝突或協商，但是病家本身的分歧卻是相對少見的。

從這些例子，浮現出一個更複雜的醫病關係：

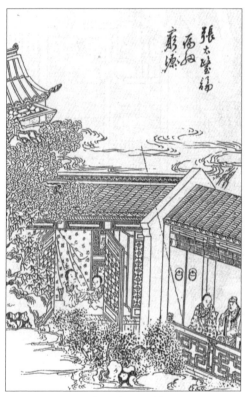

圖40　《紅樓夢》中張太醫進大觀園的圖繪，其中的性別分界相當清楚。

醫者雖然可以繞過病人，與家屬打交道，但家屬內部也可能出現分歧的意見。醫者、病人與家屬

彼此合縱連橫，架構並推動著醫療的開展。醫療
空間是一個多方勢力在其中競逐的場所，沒有人
在其中有絕對的決定權。

　　而我們也注意到，這種不同意見的角力，時
常巧妙地被醫者轉化為性別差異與衝突。無論如
何，在明清的醫療情境中，醫者很難全盤掌握醫
療的進程，也缺乏絕對的決定權。

病人之死

　　有次醫生程文囿的舊識許禮門，因姪媳生病而找上門來。交談之際，程文囿提到最近看了兩名女子，最後病人皆不治而死。許禮門聽了以後，有些擔心地問道：「我的姪媳病況好像跟這兩人很類似，該怎麼辦？」

　　程文囿進一步追問病情，卻發現恐怕難以回天，只好向許禮門說：「我剛剛提到的那兩名病人，當時我前去看診時，病人的狀況還算好。但就算是這樣，都救不活了，何況是你們家姪媳這種狀況。」話說完便要離去。

　　此時許家一名僕人突然出現，希望程文囿能為他的妻子一診。程文囿一問病症，竟又是跟前述三人一樣的病症。程文囿因此說：這可以不用

看了。

這時許禮門卻跳出來，堅持要程文囿前去看診。眾人就在這麼推託之間，來到了僕婦之家。程文囿縱有些無奈，幾次推託，仍勉強地開了一帖清解暑熱的藥方。

隔日，僕人來向程文囿回報，許禮門的姪媳已然病故，不過他的妻子已稍見好轉。爾後程文囿繼續為她調養，僕婦最後終得以痊癒。

這故事經過程文囿的剪裁，劇情轉折顯得頗為突兀。但仍能反映醫生面臨難治之病或不治之症時的反應。當他屢次推辭不肯治療病人的症狀，對他來講，既是死症，多看無益。

程文囿根本還未嘗試救治就已經拒絕病人，這樣的事情若發生在今日，恐怕要在媒體上引發軒然大波，遭大眾撻伐。但程文囿似乎不以此為恥，反而記載在自己的醫案之中，企圖讓讀者們知道。這個奇妙的案例，促使我們思考在明清社會中，醫生與病人之間的「倫理」和「責任」問題。

何謂良醫？

所謂「倫理」，可以指醫者與病家雙方如何定義「良醫」。對於這個問題，直接的辦法是考察歷來文獻對「良醫」的說法。這種定義時而出現在醫書中，尤其在明清兩代大量出現。

醫者反覆呼籲高尚的醫德標準，說來不外乎三個方向：一是心存仁愛，二是精進醫技，三是輕利重義。如明代醫家龔廷賢就寫下〈醫家十要〉，要醫者「存仁心，通儒道，精脈理，識病原，知氣運，明經絡，識藥性，會炮製，莫嫉妒，勿重利」。這與吳楚的「蘭叢十戒」有不少呼應之處，也與明清許多醫家的發言相仿。

細觀醫者提出的倫理準則，我們不難體會他們心中的良醫想像。有學者仔細研究這些倫理規範後指出，它們反映儒醫與其他醫者間的資源爭奪：前者不停想要壟斷醫學的主導權，進而在文

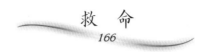

字操作中塑造出屬於儒醫的正統。

在前面的章節中，我們曾經從全科和專科，以及醫者競爭的角度，思考醫生如何在一個紛亂的時代裡，定義他我的關係。這是另一個倫理的面向。

在此我們可以轉向倫理的另一個議題，即醫者的「責任」。這是傳統醫者很少直接討論，卻又不得不面對的問題。對此問題醫者缺乏共識，眾說紛紜，但我們彷彿可以在不同的意見中，隱約感覺到醫者共享的某些心態。

比如程文囿的案例，要引人好奇：醫者是否可以拒絕病人，或何以拒絕病人？病人的生死該由何人負起責任？是醫家或病家？或者，究竟何謂「負責任」？

清代有篇名為〈名醫不可為論〉的文章，把醫者面對這個問題時，心態的矛盾和困境講得最為透徹。

文章的作者名叫徐大椿，也是一名醫生。他

在文章中指出，病家往往在處理輕小之症時並不尋求名醫，唯有在病勢危篤、近醫束手之際，才期盼名醫一到，就能起死回生。

但作者認為這是病人對名醫投以過高的期待，畢竟病情拖延至此，名醫也要束手無策。他因此告誡同業：「若此病斷然必死，則明示以不治之故，定之死期，飄然而去，猶可免責。」前面提到程文囿的故事，彷彿就是這段話的化身實踐。

為什麼當病人一定會死，醫生就要「飄然而去」呢？這篇文章繼續說，若不這麼做，到時候所有的責任都歸於醫生一人。徐大椿強調：「人情總以成敗為是非，既含我之藥而死，其咎不容諉矣。」相較於一般醫書中高蹈的道德訴求，這番話說法充滿現實感，更像是長期行醫經驗的反映。

徐大椿絕非唯一意識到此問題的醫者。另一位醫生余含棻，也建議同行治病時，「宜看病家用藥」。

他說，如果碰到貧窮之家，「宜切實施治，不

可作世故周旋也」。因為貧窮人家沒有什麼管道可以接觸醫生，就算接觸得到，也請不起，所以只要隨便有醫生願意到場治病，「不啻菩薩降臨，藥王再世，立方用藥，急覓煎服，並無疑心」。既然病人這麼聽話，醫生當然不用耍什麼世故花招。

不過富貴人家可就不一樣了。余含棻強調這些有錢人麻煩得多，因為他們平時交遊廣闊，生病時也可以找到名醫。但這些名醫往往都治不好病，結果等到一個「真醫士」出現時，病家已經對醫生失去了信心，換言之，是誰都不信。而醫生開的藥方，他們未必願意配合。在這種情況下，余含棻竟然給了同行一個讓人吃驚又迷惑的建議。他說，此時醫生若還傻傻地對症下藥，不但不見得治得好病人，說不定還要惹來一堆麻煩。

余含棻與徐大椿把醫者的倫理實踐，具體放在醫病交往過程之中，敏銳地察覺到醫者可能要負擔的責任問題。他們把抽象的道德訴求，轉換成了實際的行業規範。正因如此，他們反而敏銳

地察覺到醫療行為內在的風險，筆下才會出現要讓現代讀者意想不到的觀點。

預知生死

從以上的討論看來，難治之症固然是醫者展現自己過人醫技的絕佳機會，卻也要背負失敗的高度風險。醫者因此要「擇病而醫」，而在面對病人求診時「辭而不往」。

現代讀者看到這類記載，或許不免要生出疑竇。直觀上我們認為醫者存在目的是救人，至少是盡可能活人生命，如何還能挑選病人，甚至「見死不救」呢？更令人訝異的是，有些辭謝離去的醫者，不但未受病家追究，反而獲得厚謝。何以如此？

病家抱持的宿命論或許是一種解釋。

程茂先有次親自為他有孕之妻調養，不料下錯一帖藥，幾乎導致妻子小產，幾番折騰才挽回

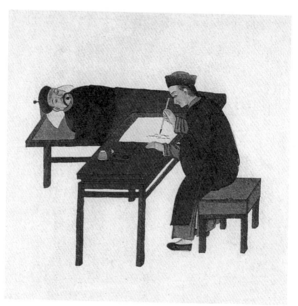

圖 41　斷人生死可以是傳統中國醫生的一項特殊技能

情勢。程茂先認為自己按照醫理行事，卻經歷這般曲折，不禁感嘆：「豈真天意有在焉？」許多病家在醫者束手之際，也只能祈求神蹟。換言之，既然是天意註定，那麼人之死活就不是醫者所能控制的。

不過宿命論只能解釋一部分人的心態，很多

人對此仍不以為然。

清代小說《姑妄言》就嘲弄醫者道：「病若好了，誇他的手段高明，索謝不休。醫死了呢，說人的命數修短，潛身無語。真個是：招牌下冤魂滾滾，藥箱內怒氣騰騰。」可見醫者未必能用宿命論來自圓其說。

我們因此還可以思考另一個面向：在傳統中國，活人生命固然是值得尊敬的善舉，但「決人死生」也是醫者追求的理想。我們要用兩位上古名醫——扁鵲與淳于意的傳記，來說明這一點。

在《史記》一書中，史家司馬遷透過各種角度，描繪了扁鵲的過人醫術。其中田齊桓公的故事，司馬遷一步步揭露出扁鵲和病人之間的互動。

一開始，扁鵲第一眼看到田齊桓公就看出他身上有疾，而且「疾在腠理，不治將深。」田齊桓公不信，還對身旁的人說，扁鵲不過是想要藉此牟利。

五天後，扁鵲又見到田齊桓公，他再次告訴

田齊桓公他身上有病，而且病已經從「腠理」進入「血脈」。田齊桓公堅持自己沒有生病，甚至對此有些不悅。

接下來每過五日，扁鵲去見田齊桓公，一次次警告他，並已經從「血脈」進入「腸胃」，又從腸胃進入「骨髓」。而一旦進入骨髓，扁鵲說，那就沒救了。扁鵲留下這句話五天後，田齊桓公果然感覺到自己身體有異，想要趕快找扁鵲回來。可是扁鵲早已經離開，而固執的田齊桓公也只能抱病而死了。

仔細閱讀這段文字，讀者彷彿遇見有些熟悉的敘事結構：一方是洞察先機卻又無能為力的醫者，另一方是執迷不悟卻握有決定權的病家。

這種敘述手法和明清的醫案十分類似，我們在本文中已經看過許許多多的案例，並非醫者無力治療病人之疾，而是病人無知地拖延，才讓病情難以回天。因此，病人死亡並非醫者的責任，反而弔詭地襯托出醫者的高明。

　　看看另一位醫生淳于意的故事，這一點更加清楚。司馬遷寫道，當時漢文帝將淳于意召至面前，要他交代自己擅長的治病之法、學術淵源、訓練經歷，以及他所治療過的病患，及其過程。身為臣子的淳于意，當然就一一托出。

　　不過，在淳于意所說出的案例中，卻未必都是起死回生的紀錄。相反地，《史記》上所記載的二十五個案例中，就有十個病人最後不治而死。

　　但這卻不妨礙淳于意成為一位良醫、名醫，甚至是神醫。因為病人之無法治療，早已在淳于意的掌握之中。病人死亡，反倒是證明了淳于意未卜先知的能力。

　　透過這兩則古典的案例，我們可以重新思考醫者的倫理問題。有時候，病人死亡似乎並不直接指向醫者的無能，而有更複雜的意義。

　　其一，如果醫者早已診斷出病人的「死候」，那麼病人死亡反而成為醫者高明的例證。這樣的想法出現在《史記》中，也出現在明清醫者的醫

案中。

孫一奎就曾經斷言病人得了不治之症。當下病人還質疑他：「別的醫生都沒這麼說，怎麼只有你這樣認為？」結果，七日後病人果然病逝。按照孫一奎的說法，這件事情在地方中蔚為奇談，其後大家都傳說他能夠「決死生」。

有了這一層背景，我們就不難理解，為何醫案的作者們在傾向強調自己成功故事的同時，仍會在醫案中記下病人病故的案例。這兩個看似矛盾的事物，至此竟有著奇妙的一致性。

另一方面，死亡的責任未必在醫者手上，病家也得負起責任。

前文提及的徐大椿就認為：「人之死，誤於醫家者，十之三；誤於病家者，十之三；誤於旁人涉獨醫者，亦十之三。」只要看過了醫療現場的眾聲喧嘩，我們不難理解徐大椿的說法。

當醫療的決定權掌握在病家手中時，醫者對病人死亡的結果究竟要負多少責任，其實有很大

的模糊空間。至少醫者不再需要獨自承擔醫療結果，他可能只是中途加入的參與者，或僅僅提供參考意見，而沒有全然的決策權。

許多醫者也都意識到這一點。程茂先面對病人的死亡時，就曾毫不慚愧地對病家說：「這是前面醫生的問題，不是我的錯。」而據他所言，在場眾人亦「皆首肯余言，深恨相接之晚」。

另一方面，病家反倒得為醫療過程負責，吳楚也曾經理直氣壯地指責病家：「余盡力為爾家救命，而爾家猶復怠緩自誤，此何說也？」

既然病人得要為醫療負責，當時社會因此還出現所謂〈病家十要〉。其中告誡病人：「擇明醫，肯服藥，宜早治，絕空房，戒惱怒，息妄想，節飲食，慎起居，莫信邪，勿惜費。」這段文字出於寫過〈醫家十要〉龔廷賢之手，對他來說，治病是兩造共同的功課，而非醫生單獨對付疾病。因此，醫生和病人在面對身體與疾病時，都得小心翼翼，戒慎恐懼。

「我當償命」

不過要談責任問題，還有一個重要環節不可忽略：法律。法律是否有介入醫療的糾紛中？又是如何判斷責任的？

在明清兩代的法律中，對庸醫殺人其實都有懲戒的條款，如《大明律》就明定：「凡庸醫為人用藥、鍼刺，誤不如本方，因而致死者，責令別醫辨驗藥餌、穴道。如無故害之情，以過失殺人論，不許行醫。若故違本方，詐療疾病而取財者，計贓准盜論；因而致死及因事故用藥殺人者，斬。」

簡單來說，庸醫殺人最重甚至可以被判處死刑。而清朝的法律大致也延續明律的口吻，對庸醫殺人制定嚴厲的懲罰條款，並在過失殺人之下，增加「依律收贖，給付其家」等規定，似乎將醫療產生的糾紛轉化為經濟性的計算。

但需要追問的是，這樣嚴厲的法條在明清兩

代實踐的情形如何？有多少庸醫因為過失殺人，而被判定不許行醫？又有多少庸醫惡意殺人而被斬？答案恐怕很少。

當文學作品中不斷出現庸醫殺人的描述，留存的法律紀錄卻是不成比例，一本清代小說有言：「《大明律》中，雖有庸醫殺人的罪款一條，從來可曾見用過一次？」

官方之所以較少介入醫療的爭議，一方面固然是對地方醫療事業控制的退縮，另一方面大概也是因為過失難以追究。對地方的行政官員而言，醫療所造成生命的傷害，很少是他們關心的問題。因此，我們只能零星看到一些醫療法律案件。

其中一個例子是這樣的。當時徽州地方上有一位名為吳質的男子，找來醫生鄭荊源為自己的兒子看病。但是因為遲遲無法見效，吳質就想換個醫生。鄭荊源卻說他願意簽約，保證將此病給治好。雙方簽了約不久，吳質的兒子還是不幸地不治而死。雙方遂鬧上了官府。

　　地方官看了之後，自然是要譴責醫生一番，
說他醫技不佳，應該感到羞愧。奇特的是，官方
最後的判決，是要求鄭荊源將當初收受的金錢扣
除藥費後，都退還給吳質。判決的最後說，這是

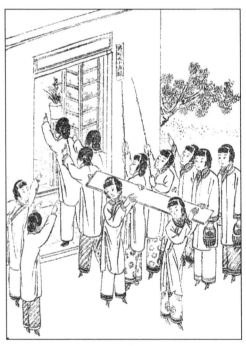

圖42　清末報刊中醫療糾紛的場景，一群
婦女正在拆下醫生的招牌。

為了要補償吳質的喪子之痛。

這則醫療糾紛案件得以成立的原因，正是因為醫者提出要「立約包謝」。在此案例中責任的指向非常明確，這證實了醫療糾紛的罕見與責任歸屬的困難有密切的聯繫。但更值得注意的是判官的心態。他既不是以庸醫傷人的角度判決此案，也沒有打算中止醫者的行醫事業，反倒是要求醫家把所得之財歸還病家，以平息爭議。

官方態度如此，病家也只能自尋出路。碰到類似案件時，他們未必尋求法律的協助，而寧可選擇另外兩種途徑：一是徇私報仇，二是訴諸報應。有位名為吳汝拙的文人，因父親被庸醫所害，持匕首就要手刃庸醫，還說「所不心父仇者，非夫也」，兇狠地讓庸醫趕忙逃竄藏匿。

若是不能親手洩憤，病家也只能期待天理昭彰，殺人的庸醫終將受到天譴。這想法顯然不只存在病家心中，許多醫者對庸醫的口誅筆伐，也從報應角度出發，吳楚就說：「人有病，醫亦有

病。欲醫人，先醫醫。人病不藉醫，安能去病？醫病不自醫，安能醫人？夫人病不醫，傷在性命；醫病不醫，傷在陰騭。性命傷，僅一身之害也；陰騭傷，乃子孫之害也。」

另一位徽州醫者徐春圃則告誡醫者「庸橫早亡，人皆目擊」，他並舉了一個實際的例子，說是最近有士人被誤診而死亡，家人告上法庭。想不到醫生只被打了幾個大板，就被放走了。但徐春圃接著說，事情發生不到一年，醫生就被盜賊支解而死。「豈非天道之報耶？」徐春圃如此說道。

這麼看來，醫者的責任在明清時代確實是個曖昧的問題。不過，這不意味著明清的醫者全都不負責任。吳楚就曾經對不信任他的病家說：「但依我用藥，若死，我當償命。」但這句豪氣干雲的話，反而凸顯這個時代缺乏明確論述與外在制度的規範。

簡言之，明清的醫療文化既未把負責任視為醫者的義務，官方的法律也缺乏懲戒醫者過失的

機制，醫者是否願意肩負起醫療責任，只能回歸
個人的選擇。他可能是出於宗教性的原因，或像
吳楚一般對於自身道德的要求。負責任一事，終
究沒有成為醫者職業倫理的一環，也始終是明清
醫病關係的尷尬問題。

結　語

在前面的篇幅中，我們回到幾百年前的醫療情境，從一個又一個的吉光片羽中，嘗試著捕捉當時醫生與病人的活動與互動。

我們發現醫生在儒學和醫學之間搖擺的矛盾心態，或是醫者企欲攀附於儒的心理；目睹明清地方社會中，熱鬧的醫療市場與形形色色的醫療行為，更看見病人與醫生之間的對話、衝突和妥協的過程。由此又進一步發掘，在異時空的醫療環境內，倫理和責任如何衍生出奇妙的面貌。

關於明清的醫者與病人，必然還有許多有趣的故事是本書尚未觸及的。在有限的篇幅內，我們自然不可能窮盡其中的種種曲折與細節。不說別的，光是疾病本身的多樣性，就足以引發這樣

的追問：醫生與病人的互動，會隨著疾病的不同，而出現什麼差異呢？比如，人們對待急症與慢性病，顯然會有大異其趣的態度和方式。此外，就算是已經觸及的課題，在這小書中往往也只能在極為簡略的篇幅中，稍加討論。

故事怎麼也說不完。但與其漫無止境地講下去，不如讓我們換個角度，從另一種角度切入，或許可以幫助我們對前面的篇章，有更深入的理解，更多的想像空間。所以，在旅程結束之前，我們要先繞個路，去看看同一個時代醫療在歐洲的情形。

醫療市場與醫生

從十六到十八世紀，西歐官方對醫療資源尚未建立起強力的控制體系，對醫者的管制亦不嚴格，看來跟中國相去不遠。但仔細比較之下，西歐社會其實仍有幾種不同的機制，介入當時的醫

療市場。

　　比如，歐洲的教會與大學，都有認證醫者的制度，職業公會尤其發揮了重要的功能。以英國為例，社會上就存在三種與醫藥相關的公會組織：醫師公會、外科─理髮師公會（這兩種職業在當時被視為同行），以及藥師公會。而公會對旗下的各自成員，都有不同程度的限制。

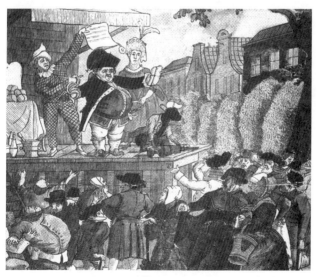

圖43　在西歐的醫學歷史中也存在江湖郎中

　　儘管存在這些管控機制，但當時有許多人會拿著神秘的藥品，到大街上去擺攤叫賣。這些人是被稱為 quack 或 charlatan 的醫者，若翻譯成中文，或許可以稱之為江湖郎中。從現存的一些圖像看來，他們是花招百出，吸引了人群的注目與圍觀，大受歡迎。

　　西歐近代的醫療市場，同樣有些多元甚至混亂。過去的歷史學者覺得這些非主流醫生不足一哂，早該掃進歷史的角落。就如同研究中國歷史的學者，認為巫醫是迷信落後的表徵。

　　但今天我們看待這段過往的態度有些不同。儘管這些邊緣醫生看來有許多滑稽、或以後見之明看來錯誤的舉止，但在歷史的篇章中，他們仍該佔有一席之地。忽略這一點，我們無法準確理解當時的醫療市場，從而可能誤解當時的醫療文化。

　　因為，無論是哪一種醫者，主流或是非主流，博學還是平庸，都生活在巨大的人際網路和社會互動中。他們與同好交流，與異己競爭，在各種

不同的情境下抉擇行動。當個人的故事，與社會網絡交織在一起，我們就要同時注意更為遼闊的時代脈絡。

從明清中國的脈絡出發，我們在在看到醫者意欲攀附於儒學的心理，乃至焦慮。吳楚的《醫驗錄》，是這種心態最有趣的現身說法。他每每在筆下突兀地為自身科考挫敗辯解，處處流露出不以醫業為足的態度。然而綜觀吳楚一生，他主業未成，反倒被視為副業的行醫一途，成為他引以為慰的事功。

從醫療市場的角度來看，儒醫身分可以是一種區辨的策略。儒醫強調閱讀經典，從內科轉而全科，這是金元以後中國醫學的趨勢。至於各式專科，及其所善用的手法如針灸、按摩等技巧，均隨之邊緣化。原本擅長以針刀治療的喉科醫者鄭承瀚，也在與市場的互動中，逐漸向內科形象靠攏。

這個趨勢影響所及，在當代的中國醫學史研

究中往往也是重內科輕外科，將後者視為西方醫
學的特徵，而各類專科更有如被遺忘的傳統。我
們幾乎要難以想像，在前近代的中國，人們對於
種種不同的專科醫學，甚至用刀法割剮身體等醫
療方式，曾發展出相當精密的知識。

醫生與政治

乍看之下，近代早期歐洲與中國的醫療市場
有些類似，但是後來兩者卻走向了不同的方向。

十九世紀，隨著國家力量在西歐各國的崛起，
中央政府進一步加強對國家醫療和公共衛生的控
管。法國大革命是個關鍵，當時法國督政府曾經
發表如下言論：「一項積極的法律，應該強制任何
想成為醫療人士的人，經歷長期的學習和審查委
員會的嚴格考試；科學和習慣應該受到尊重，而
無知和無恥應該受到壓制；公共刑罰應該能夠威
懾貪婪，制止無異於謀殺的犯罪。」

　　英國雖然並未出現如法國般強力的中央集權
政府，但醫生公會也獲得政府的支持，進而建立
起自身的權威，對各種非正統的醫生，有越來越
高的支配權力。同樣地，當時歐洲中部的日耳曼
地區，政府也對醫療進行管制或監控。這是一個
普遍的變化。

　　為何中西社會出現這樣的歧異？醫生與政治
之間的距離，或許是個切入點。

　　十七世紀荷蘭醫生杜爾 (Nicolaes Tulp)，是
個著名的解剖學家。但他不只擔任醫生，而是由
醫而政，逐步躋身荷蘭權力核心。杜爾醫生進入
政界後，與許多醫界友人共同研議，積極擘畫荷
蘭境內醫學教育與管理機制。

　　相較之下，中國醫者能像杜爾這般參與政治
者，似乎是少之又少——別忘了他們大多是落第
文人——對於制度的建立也興趣缺缺。

　　同樣地，明清兩代中國始終沒有出現如醫生
公會般具有規模或影響力的結社，就算有，大多

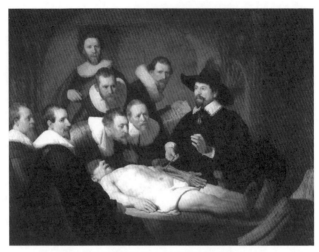

圖 44　杜爾醫生正在傳授解剖學知識

曇花一現。正如孫一奎的故事所顯示，明清醫生的世界，似乎與其他醫者缺乏職業上的聯繫，當然也就談不上組織的可能。

孫一奎雖然與社會上有頭有臉的士人交往，但友誼網絡並未推動醫療管控的機制。許多醫者雖然對庸醫氾濫的現象深惡痛絕，因應的方式也只是訴諸倫理規範或是因果報應。當然，中國的醫者不是沒有公共角色的一面，不過他們大多是

參與地方善舉，與政治的距離相對遙遠。

　　要遲至十九世紀末葉，中國才開始模仿西方先例，推行包括考試在內的管理制度。直至二十世紀初期，這樣的管制仍一再引起抗爭，甚至激發中西醫相互的對抗。這是另一個有趣的議題，無法在此細講。

醫病的互動

　　缺乏管制的醫療市場，在在影響了醫病間的互動。明清的病人喜愛尋求巫醫、走方醫這一類「非正統」的治療者，在西歐也一樣，甚至是鄰近中國的日本，也有所謂「藪醫」的傳統。在當時，面臨疾病的病家並不只有單一的選擇，甚至不一定要「求醫」，自行治療可說是相當普遍的行為。

　　就算同樣是尋求醫生的協助，近代早期的歐洲與今天的情況也大異其趣，反倒是與同時代的中國更為類似。雙方的病人都傾向於多方求醫。

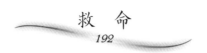

只是醫生的反應有所不同。

十八世紀的英國醫生博西伐 (Thomas Percival) 曾經出版過一本《醫學倫理》(*Medical Ethics*)，其中特別教導醫生如何面對病人多方求診，或者，當醫療現場有諸多醫生時，彼此應該如何相處。

按照博西伐的說法，當醫療現場有多位醫生時，彼此應該維持某種倫理位階，資淺醫者要避免反駁資深醫者的意見，以保持後者的威望。這似乎反映出當時英國醫師，已經出現了專業團體的概念，也就是意識到醫生之間應該相互支援，維持群體的威望。

除了多方求醫外，近代早期歐洲的病人，也會以通信的方式向醫生求診。醫病雙方對這種醫療方式都習以為常。今天我們還能看見這些通信的內容。

有趣的是，醫生在通信的治療中，時常不忘與病人協商酬金事宜，甚至要求雙倍的回報。有

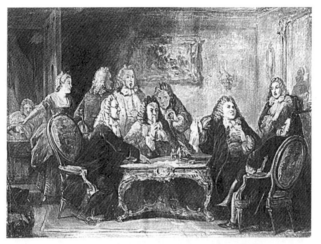

圖45　眾多英國醫生齊聚一堂的景象

歷史學者認為，這透露出十八世紀，資本主義開
始萌芽帶來的新現象。隨著經濟發展，人際交往
也隨之商品化。

　　從我們的故事看來，中國的情形可能要複雜
一些。至少人際交往間的商品化，還沒有如此明
顯與直接。病家求醫後，時常報以金錢以外的酬
謝，包括協助出版醫書。對醫者來講，他們追求
的不只是財富，還有聲譽，以及隨之而來，病人

投以的信任感。也就是說，具體物質之外，醫者與病人還存在另一個層面的象徵性的交換。

另有學者從醫病的書信中，注意到另一個重要的角色：代為寫信的中介者。這個第三者，為原本不熟識的醫病雙方，搭起了橋樑。他的存在，是醫病兩方相遇的關鍵，他對疾病的轉述，也成為醫病溝通的重要素材。

這再次提醒我們，醫病的互動不是一對一，而是在更為複雜的人際網絡下進行的。在中國也是一樣，病人之間交換醫者的訊息，或是透過第三人延請醫生看診，而這樣的人際網絡還影響了他們對於醫療的選擇。

喧嘩的醫療空間

在明清中國沒有一個制式、猶如現代診所或醫院般的醫療空間，醫療進行的場合很不固定。有些藥店會找來坐堂醫為病人看診，有時病人到

醫者的家門前求診，但更多時候醫療發生在病人的家中。

這些現象在十六到十八世紀的歐洲也是十分類似。此時西歐的所謂「醫院」組織，比較接近慈善機構，和今天我們想像的醫院有些不同。西歐的醫生，也就與中國的醫者一樣，需要到處巡迴看診。

在這個情境下，無論在中國或西歐，醫者要面對的都不是單一的病人。

前面已經說到，多方求醫的行為是中西皆然，因此在醫療進行的過程中，醫者都可能面對不同診斷意見的挑戰，病人的家屬更是時常參與其中。

無論判斷正確與否，病人或病人的家屬總不吝說出自己的意見。研究西歐婦產科的歷史學者，甚至發現家屬的意見，常常凌駕病人和醫生之上，決定了一切。這樣的醫療過程，因此成為醫病間的多方角力，並開啟了醫者與病家間巧妙的合縱連橫。

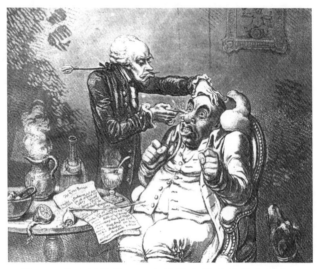

圖46　在歐洲傳統中，嘲弄醫生的圖像所在多有。

　　那麼醫者的責任呢？在十七、十八世紀的英國，法律權威已經進入醫病互動之中，一些醫療糾紛的法律案件也因此產生。但也有人主張，此時整個醫學倫理的標準，主要規範力量不在國家，而是教會。

　　至於在中國，既無國家力量，也無教會組織，病家若非自認倒楣，就只能動用私刑，或是期待

天理報應。儘管傳統醫者並非全然不負責任，不
過責任的確並未成為醫者的職業規範，最多成為
醫者個人的道德修養或選擇。

從歷史到當代

　　研究西方醫學史的學者認為，當代醫學面臨
著一大弔詭：當現代醫學在治療上固然取得巨大
成就，卻又飽受質疑和攻擊。這些批評一方面是
對醫學和科學知識本身的商榷，人們開始注意到所
謂「不斷進步」的背後可能隱藏的風險或後遺症。

　　另一種批評是針對醫病關係的變化：醫者專
業與權威不斷高漲的同時，病人在面對疾病時卻
更常感覺無力與無能；醫生與病人的距離越來越
遠，而不願與病人溝通病情，僅要求後者託付式
的順從。

　　由歷史反省當代，或從當代回觀歷史。現代
醫病關係的模式並非必然，而毋寧是在時間長河

中偶然形成的結果。它所存在的時間短暫，或許不過一百多年。若是如此，藉著過去的故事，我們有沒有從現在的困境中，想像未來的其他可能？

我們無須重彈「以古鑑今」的老調。想在歷史中尋找實用的知識，或者「啟示」，往往會讓我們忽略掉不同時空間的差異，只注意那些表面的相似。我們會忘記另一個時空的人們，可能是懷抱著截然不同的心態、概念和世界觀，不能以今天的眼光遽下判斷。

比如，揆諸當代討論醫病互動的研究，最富洞見的成果，應該是剖析醫病之間的權力關係。不少學者批評醫生以科學為名的過度權威，並嘗試為病人找回應有的主動權。

循此，我們或要以為近代以前的醫病互動中，病人對自己的身體與疾病更具有主導權，而醫病間協商似的關係，亦彷彿更接近於當代醫療社會學研究者的理想。但對明清的醫者或病人而言，這個時代也並非失落的樂園，他們同樣有各自的

問題需要面對。缺乏信任就是明清醫病關係的一
大癥結。缺乏責任的規範，可能是醫病互動處處
存在不信任感的原因。

　　如果我們對明清的一些醫病互動感到驚訝，
那是因為其中許多現象，似乎異於當代人的醫療
經驗。

　　我們習於到診所與醫院就醫，而非邀請醫生
至家中看診；我們不會懷疑科學化的醫學比巫醫
更為正確；我們傾向信賴醫者的專業訓練，包括
他們對疾病的診斷，也包括他們對日常生活的判
斷（如飲食）。

　　不過，究竟是什麼讓我們與過去的病人有所
不同？

　　細思之下，我們身處的時代，巫醫依舊在大
小廟宇中替人治病；各種成分可疑的成藥同樣在
市面上販售；而病人想要獲得醫學知識，書肆中
亦不乏相關書籍。但我們終究是與明清的病人活
在不同世界。

　　醫病關係的轉變與知識體系的變革，或不過是一體兩面。論者把當代醫病的矛盾、混亂與緊張，指向近代醫學的本質。有位社會學家認為，現代醫生眼中所看到的，不再是整體的「病人」，而是裂解為特定器官的「疾病」，「病人」從科學化的醫學宇宙觀消失了。

　　他並進一步指出，病人「在診病關係中被分派到的是一個消極的且無批判力的角色，其主要任務就是去忍受並等候。」病人何以甘於這般角色？大抵出自對現代醫學的信任。

　　比較明清與當代醫學，前者傾向信任單一的「名醫」或「明醫」，抑或世醫傳承下的醫者；現代醫學的信任則是投諸於整體的醫學制度，經過正統醫學教育洗禮的醫生，成為此一制度的具體化身。所以我們被教導去相信，甚至服從醫生的指令。

　　想像一個明清的病人來到當代，當他看到我們對醫生與醫學投注高度信任時，是否也要感到

驚訝呢？

　　不過，當代的病人或許也不像學者所描述的那般順從，社會學家就從田野調查中，看到了病人「偷渡」、「發聲」與「出走」等行動。也有學者察覺在醫病表面的和平之下，其實潛藏著「隨時翻臉的尊敬」。

　　2008 年一份針對中國大陸醫病關係的調查還指出，有六成受訪醫生曾經歷或親眼目睹同事遭病患毒打。不論調查報導的真實性如何，醫病之間的衝突顯然未曾歇息。

　　在臺灣，醫病的關係也許沒有如斯緊張，但這些現象仍可以促使我們思考醫學史中傳統與現代、斷裂與接續。從歷史發展的角度來看，更值得考慮的問題或許是：近代西方醫學打造順從病人的過程中，現代制度與傳統文化之間如何彼此接榫、抵抗或轉化。

　　但那是另一段漫長、複雜而曲折的故事，只能留待將來再說了。

延伸閱讀書目

相關研究

李尚仁,〈從病人的故事到個案病歷:西洋醫學在十
　　八世紀中到十九世紀末的轉折〉,《古今論衡》,
　　第 5 期 (2000):139–146。

邱仲麟,〈醫生與病人——明代的醫病關係與醫療風
　　習〉,收於李建民編,《從醫療看中國史》,臺
　　北:聯經出版事業公司,2008。

張哲嘉,〈日用類書「醫學門」與傳統社會庶民醫學
　　教育〉,收於梅家玲編,《文化啟蒙與知識生產:
　　跨領域的視野》,臺北:麥田出版社,2006。

梁其姿,《面對疾病:傳統中國社會的醫療觀念與組
　　織》,北京:中國人民大學出版社,2012。

雷祥麟,〈負責任的醫生與有信仰的病人——中西醫論爭與醫病關係在民國時期的轉變〉,《新史學》,14 卷 1 期 (2003.3):45–95。

熊秉真,《幼幼:傳統中國的襁褓之道》,臺北:聯經出版事業公司,1995。

蔣竹山,〈晚明江南祁彪佳家族的日常生活史——以醫病關係為例的探討〉,《都市文化研究》 第二輯 《都市、帝國與先知》,上海:上海三聯書局,2006。

謝娟,〈明代醫人與社會——以江南世醫為中心的醫療社會史研究〉,收於范金民主編,《江南社會經濟研究·明清卷》,北京:中國農業出版社,2006。

Cullen, Christopher. "Patients and Healers in Late Imperial China: Evidence from the Jinpingmei." *History of Science*, 31 (1993): 99–150.

Furth, Charlotte. *A Flourishing Yin: Gender in China's Medical History, 960–1665.* Berkeley: University of California Press, 1999.

Jewson, N. "The Disappearance of the Sick Man from Medical Cosmology 1770–1870." *Sociology*, X (1976): 225–244.

Porter, Dorothy and Roy Porter. *Patient's Progress: Doctors and Doctoring in Eighteenth-Century England.* Cambridge: Polity Press, 1989.

Porter, Roy. *Doctor of Society: Thomas Beddoes and the Sick Trade in Late-Enlightenment England.* London: Routledge, 1992.

Porter, Roy. *Health for Sale: Quackery in England, 1660–1850.* Manchester: Manchester University Press, 1989.

Rosenberg, Charles and Janet Golden eds. *Framing Disease: Studies in Cultural History.* New Brunswick: Rutgers University Press, 1992.

Shorter, Edward. "The History of the Doctor-Patient Relationship." In *Companion Encyclopedia of the*

History of Medicine, edited by W. F. Bynum and Roy Porter. London: Routledge, 1993.

歷史資料

（明）汪機，高爾鑫主編，《汪石山醫學全書》，北京：中國中醫藥出版社，1999。

（明）孫一奎，韓學杰、張印生主編，《孫一奎醫學全書》，北京：中國中醫藥出版社，1999。

（明）程從周，《程茂先醫案》，收於《新安醫籍叢刊‧醫案醫話類》，合肥：安徽科學技術出版社，1993。

（清）吳楚，《醫驗錄初集》，收於《新安醫籍叢刊‧醫案醫話類》。

（清）吳楚，《醫驗錄二集》，收於《新安醫籍叢刊‧醫案醫話類》。

（清）許豫和，《怡堂散記》，收於《新安醫籍叢刊‧綜合類》。

（清）鄭梅澗，《重樓玉鑰》，臺北：新文豐，1976。

（清）鄭承瀚，《重樓玉鑰續編》，北京：中國中醫
　　藥出版社，1998。

（清）詹元相，《畏齋日記》，收於中國社會科學院
　　歷史研究所清史研究室編，《清史資料》，第四
　　輯，北京：中華書局，1980。

文明叢書——

把歷史還給大眾，讓大眾進入文明！

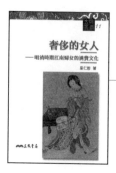

文明叢書11

奢侈的女人——明清時期江南婦女的消費文化

巫仁恕／著

「女人的錢最好賺。」這句話雖然有貶損的意味，但也代表女人消費能力之強。明清時期的江南婦女，經濟能力大為提升，生活不再只是柴米油鹽，開始追求起時尚品味。要穿最流行華麗的服裝，要吃最精緻可口的美食，要遊山玩水。本書帶您瞧瞧她們究竟過著怎樣的生活？

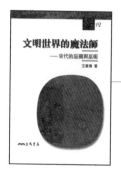

文明叢書 12

文明世界的魔法師——宋代的巫覡與巫術

王章偉／著

《哈利波特》、《魔戒》熱潮席捲全球，充滿奇幻色彩的巫術，打破過去對女巫黑袍掃帚、勾鼻老太婆的陰森印象。在宋代，中國也有一群從事巫術的男覡女巫，他們是什麼人？他們做什麼？「消災解厄」還是「殺人祭鬼」？他們是文明世界的魔法師！

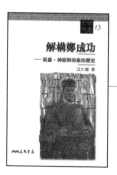

文明叢書 13

解構鄭成功——英雄、神話與形象的歷史

江仁傑／著

海盜頭子、民族英雄、孤臣孽子、還是一方之霸？鄭成功到底是誰？鄭成功是民族英雄、地方梟雄、還是不得志的人臣？同一個人物卻因為解讀者（政府）的需要，而有不同的歷史定位。且看清、日本、臺灣、中共如何「消費」鄭成功！

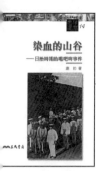

文明叢書14

染血的山谷——日治時期的噍吧哖事件

康豹／著

噍吧哖事件，是日治初期轟動一時的宗教反抗，震驚海內外。信徒憑著赤身肉體和落後的武器，與日本的長槍巨砲硬拼，宛如「雞蛋碰石頭」。金剛不壞之身頂得住機關槍和大砲嗎？臺灣的白蓮教——噍吧哖事件。

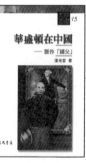

文明叢書15

華盛頓在中國——製作「國父」

潘光哲／著

「國父」是怎麼來的？是選舉、眾望所歸，還是後人封的？是誰決定讓何人可以登上「國父」之位？美國國父華盛頓的故事，在中國流傳，被譽為「異國堯舜」，因此中國也創造了一位「國父」—— 孫中山，「中國華盛頓」。

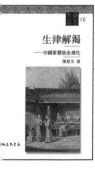

文明叢書 16

生津解渴——中國茶葉的全球化

陳慈玉／著

大家知道嗎？原來喝茶習慣是源於中國的，待茶葉行銷全球後，各地逐漸衍生出各式各樣的飲茶文化，尤其以英國的紅茶文化為代表，使得喝茶成為了一種生活風尚，飄溢著布爾喬亞氣息，並伴隨茶葉貿易的發展，整個世界局勢為之牽動。「茶」與人民生活型態、世界歷史的發展如此相互牽連，讓我們品茗好茶的同時，也一同進入這「茶」的歷史吧！

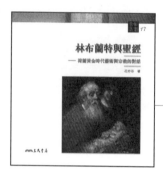

文明叢書 17

林布蘭特與聖經
——荷蘭黃金時代藝術與宗教的對話

花亦芬／著

在十七世紀宗教改革的激烈浪潮中，林布蘭特將他的生命歷程與藝術想望幻化成一幅又一幅的畫作，如果您仔細傾聽，甚至可以聽到它們低語呢喃的聲音，就讓我們隨著林布蘭特的步伐，一起聆聽藝術與宗教的對話吧！

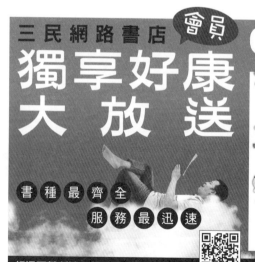